Sonja Schmitzer

Erschöpft – und trotzdem immer unter Strom

Sonja Schmitzer

Erschöpft – und trotzdem immer unter Strom

Wie die Stoffwechselstörung HPU Körper und Psyche im Alarmzustand hält

VAK

VAK Verlags GmbH
Kirchzarten bei Freiburg

Hinweise des Verlags
Dieses Buch dient der Information über Möglichkeiten der Gesundheitsvorsorge. Es sollte nicht als Ersatz für die Beratung durch einen Arzt, eine Ärztin oder anderes therapeutisches Fachpersonal verwendet werden. Zudem sind die hier vorgestellten Vorgehensweisen nicht als Ersatz für professionelle Behandlung bei ernsthaften Beschwerden zu verstehen. Wer sie anwendet, tut dies in eigener Verantwortung. Autorin und Verlag beabsichtigen nicht, Diagnosen zu stellen oder Therapieempfehlungen zu geben.

Aus Gründen der besseren Lesbarkeit wurde im Text die männliche Form gewählt; alle Angaben beziehen sich selbstverständlich auf Angehörige aller Geschlechter.

Bibliografische Information der Deutschen Nationalbibliothek
Die Deutsche Nationalbibliothek verzeichnet diese Publikation in der Deutschen Nationalbibliografie; detaillierte bibliografische Daten sind im Internet abrufbar über: http://dnb.d-nb.de

VAK Verlags GmbH
Eschbachstraße 5
79199 Kirchzarten
Deutschland
E-Mail: info@vakverlag.de
www.vakverlag.de

Lektorat: Irene Klasen
Layout & Satz: Ulrich Schmid, de·te·pe, Aalen
Covergestaltung: Kathrin Steigerwald, Hamburg
Druck: Westermann Druck Zwickau GmbH
Printed in Germany
ISBN: 978-3-86731-299-8

Inhalt

Vorwort von Dr. David Usadel 9

Einleitung 12

Teil I | HPU – Grundlagen und Zusammenhänge 17

Kapitel 1: Was ist HPU? 18
HPU oder KPU? 18
Warum Häm so zentral ist 19
Problem B6-Mangel – warum er bei HPU fast immer auftritt 23
Kapitel 2: Wie aus einem Problem viele Probleme werden –
Was wir heute über HPU wissen 27
Ist eine HPU vererbt? 30
Kapitel 3: Hochsensibilität, Trauma und HPU –
wenn die Welt zu laut wird 34
Warum viele HPU-Betroffene hochsensibel sind 35
Die Verbindung von frühkindlichem Trauma,
Stresssystem und HPU-Symptomatik 36
Interview mit Carina Braak 39
Kapitel 4: HPU bei Kindern – Signale eines überforderten
Systems erkennen 43
Frühkindlicher Stress verändert die Stressregulation dauerhaft 45
Die gute Nachricht: Das Nervensystem bleibt formbar 46

Teil II | Die LEBEN-Methode bei HPU 49

Kapitel 5: Grundlagen der HPU-Therapie 50
Die LEBEN-Methode 51
Wie läuft eine HPU-Therapie zeitlich ab? 52
Kapitel 6: Die LEBEN-Methode – Säule 1: Labor 55
Nachweis einer HPU 55
Vitamin B6 richtig messen 59

Die Mineralstoffanalyse im Vollblut 60
Weitere wichtige Laborwerte 64
Laborwerte bei Kindern 76
Alle Laborwerte sind Momentaufnahmen 76
Zusätzliche Laborwerte 78
Alles hängt mit allem zusammen 79
Wie Histamin, Mastzellen und die Schilddrüse zusammenhängen 80
Erschöpfte Nebennieren – wenn der Körper zu lange „funktionieren muss“ 82
Persönlicher Impuls: Bleib handlungsfähig – auch wenn es schwer ist 83
Dein Therapie-Verlauf – Phasenmodell 85
Kapitel 7: Die LEBEN-Methode – Säule 2: Ernährung 89
Wie du deinen Stoffwechsel beruhigst und neue Energie aufbaust 90
Worauf du am Anfang bei der Ernährung achten solltest – sechswöchige Entlastungsphase 90
Was man zusätzlich für einen ruhigen Stoffwechsel beachten sollte 94
So könnten deine Mahlzeiten über den Tag verteilt aussehen . . 102
Kapitel 8: Die LEBEN-Methode – Säule 3: Belastungsreduktion (Toxine & Umweltfaktoren) 107
Toxine im Alltag 109
So vermeidest du die Belastung mit Toxinen 113
Sanft die Leber unterstützen 116
Die Entgiftungsphasen der Leber gezielt unterstützen 119
Das Säure-Basen-Verhältnis 121
Nicht auf „viel hilft viel“ hereinfallen 121
Bindemittel unterstützen die Entgiftung in der HPU-Therapie 122
Die Seele entgiften 123
Kapitel 9: Die LEBEN-Methode – Säule 4: Energie- und Mikronährstoffaufbau 125
Nebenwirkungsarmer Einstieg in die HPU-Therapie 127
Die Basistherapie 131

Wenn Vitamin B6 Probleme bereitet 137
Weitere wichtige Nährstoffe 139
Alltagstipps für Supplemente 146
Welche Nahrungsergänzungsmittel hemmen sich gegenseitig? 148
Bindemittel 148
Wozu haben wir die Schilddrüsenwerte gemessen? 149
Überfordert von den vielen Supplementen 151
Das erste Jahr in der HPU-Therapie 151
Therapie nach Erreichen der Zielwerte – Stabilität erhalten . . . 152
Das Leben neu ordnen 153
Wieder Vertrauen finden – wenn der Körper langsam zurückkehrt 154
Kapitel 10: Die LEBEN-Methode – Säule 5: Nervensystem 156
Arbeit am Nervensystem in allen Phasen der HPU-Therapie . . 156
Dauerstress und die Folgen einer chronischen Aktivierung des Sympathikus 160
Die innere Diskrepanz – wenn das Nervensystem zwischen Anspannung und Erschöpfung feststeckt 162
Und wie kommt man da wieder heraus? 163
In drei Phasen das Nervensystem wieder in Balance bringen . . . 165
Welche Therapieformen für die Psyche passen zu HPU? 170
Was bei unbehandelter HPU eher überlastet 172
Die LEBEN-Methode: Die unverzichtbare Basis für eine sanfte, nachhaltige HPU-Therapie 173
Kapitel 11: Du willst sofort starten? Dein 7-Tage-Aktionsplan 175

Teil III | HPU – Wo der Körper zusätzliche Unterstützung braucht 183

Kapitel 12: HPU und die Perimenopause oder andere Hormonumstellungen – wie HPU und das Hormonsystem zusammenhängen 184
Progesteronmangel und Östrogendominanz 185
Hormone und Histamin-Probleme 188
Perimenopause führt zu natürlichem Progesteronmangel 189

Hormonelle Disruptoren im Alltag – schon kleine Mengen haben Wirkung 190
Kapitel 13: Umgang mit einer Histamin-Intoleranz 194
Woher kann zu viel Histamin kommen? 196
Histamin verstehen und regulieren – der Weg aus dem Teufelskreis 197
Histamin abbauen lernen – die biochemische Grundlage 199
Das Nervensystem: der Dirigent im Histamin-Durcheinander 200
Tipps für schnelle Hilfe und langfristige Stabilisierung 202
Kapitel 14: Die instabile Halswirbelsäule 204
Interview mit Körper- und Bewegungscoach Kolja Fark 204

Teil IV | Wie es weitergeht: Dein Leben mit HPU 207

Kapitel 15: Deinen eigenen Weg mit HPU gestalten 208
HPU in drei Sätzen erklären 209
Typische Sätze des Umfelds – und innere Übersetzung 210
Grenzen setzen – wann „Nein“ wichtig ist 212
Kleine Übungen für mehr Klarheit und Schutz 212
Ein Wort an dein Umfeld 213

Teil V | Erfahrungsberichte von HPUlern 215

Interviews mit HPUlern 216

Ein persönliches Schlusswort an dich 234

Danksagung 235

Anhang 236

Über die Autorin 238

Vorwort von Dr. David Usadel

Im Rahmen meiner Tätigkeit als Arzt und Psychotherapeut habe ich oft mit Menschen zu tun, die unter Ängsten, Panikattacken, massiver Erschöpfung, Schlafstörungen, Depressionen, Nahrungsmittelunverträglichkeiten oder anderen körperlichen wie psychischen Beschwerden leiden. Viele von ihnen hatten eine regelrechte Odyssee an konventionellen und alternativen Arzt-, Klinik- oder anderweitigen therapeutischen Kontakten hinter sich, als sie sich bei mir vorstellten. Einige waren aufgrund ihres Leidensweges zu regelrechten Experten geworden und zeigten ein beeindruckendes Wissen, das so manchen Arzt oder Heilpraktiker in den Schatten stellte. Es mangelte ihnen weder an Selbstreflektion noch an Verständnis für komplexe Zusammenhänge oder an Motivation – verzweifelt griffen sie nach jedem „Strohhalm", in der Hoffnung, endlich eine Lösung für die eigentliche Ursache hinter ihren Symptomen zu finden. Ihr Kopf wusste unglaublich viel, aber an der konkreten Umsetzung mit spürbaren Verbesserungen im Alltag scheiterten sie, ihr Nervensystem wollte sich einfach nicht beruhigen. Waren die äußeren Bedingungen auch noch so optimal, immer wieder fand sich ein Anlass, aufgrund oft relativ harmloser Begebenheiten völlig aus der Bahn geworfen zu werden.

Auch ich als Arzt und Psychotherapeut stieß dabei immer wieder an Grenzen, denn weder im Medizinstudium noch in der Ausbildung zum Psycho- und Traumatherapeuten hörte ich auch nur ein einziges Wort über HPU und die oft damit einhergehenden darm- und histaminbedingten Beschwerden.

Histamin kannte ich in erster Linie im Zusammenhang mit Allergien oder als Entzündungsmediator. Dass es jedoch auch eine ganz wesentliche Rolle im Neurotransmitterstoffwechsel spielt, wo es, einem „Stresshormon" entsprechend, Ängste, Schlafstörungen und dergleichen auslösen und unterhalten kann, war mir zum damaligen Zeitpunkt noch unbekannt – genauso wie die Tatsache, dass der Großteil des Histamins gar nicht der Nahrung entstammt, sondern dem (durch HPU beziehungsweise SIBO chronisch entzündeten) Darm! Dieses und weitere für den Heilungsweg entscheidende Puzzleteile sollten mir, selbst von HPU betroffen, leider erst viel später begegnen …

Nachdem ich schließlich durch „Zufall“ auf HPU aufmerksam geworden war, absolvierte ich bei Sonja Schmitzer die Ausbildung zum HPUandYou-Coach. Das hinzugewonnene Wissen um die biochemischen Zusammenhänge dieser Störung des Häm-Stoffwechsels (und damit unzähliger weiterer Prozesse wie beispielsweise der Entgiftung) war ein regelrechter Durchbruch – für mich persönlich wie für meine Patienten. Mit dem gezielten Einbeziehen des Stoffwechsels und dessen Auswirkungen auf die kognitive und psychische Verfassung war es mir jetzt möglich, meinen Patienten wesentlich nachhaltiger und ursächlicher zu helfen. Nun, da die Mangelzustände, die chronische Darmentzündung und der Histaminüberschuss behoben werden konnten, war das Nervensystem, welches sich zumeist lebenslang in einem Überlebens- oder Alarmmodus befunden hatte, endlich in der Lage, sich wirklich regulieren zu lassen. Erst jetzt konnten sich die Ängste, die innere Unruhe, die Schlafstörungen und all die anderen Symptome, die sich vereinfacht unter dem Begriff eines übermäßig aktiven Sympathikus zusammenfassen lassen, wirklich bessern.

Als Psychotherapeut mit Spezialisierung auf körper- und bindungsorientierte Traumatherapie bin ich fest davon überzeugt, dass es den meisten Menschen guttut, sich ihren ganz persönlichen psychischen Themen zu widmen. Entscheidend ist hierbei jedoch der richtige Zeitpunkt. Andernfalls sind, wie ich es zigfach erlebt habe, alle Bemühungen ein „Tropfen auf den heißen Stein“ und Frustration auf Patienten- wie Therapeutenseite ist vorprogrammiert, denn jede erfolgreiche Psychotherapie hat eine ganz und gar körperliche Komponente. Heilung findet nicht nur „irgendwo im Verstand oder in den Emotionen“ statt. Und hier kommen die Vitamine und Nährstoffe ins Spiel, deren ausreichendes Vorhandensein Grundvoraussetzung für diesen Heilungsprozess ist – ein Prozess, der nur dann gelingt, wenn die Bedürfnisse des Körpers und des Nervensystems ebenso ernst genommen werden, wie die der (häufig traumatisierten) Seele. Patienten können den großartigsten Therapeuten haben und noch so motiviert sein – der Körper mit seinen unzähligen Zellen und Botenstoffen hat am Ende immer das letzte Wort. Ein zufriedener Körper ist die Basis dafür, dass der

Mensch sich wohl und sicher fühlen kann – das Fundament für jede erfolgreiche Psychotherapie.

Dieses Buch lädt dazu ein, die phasenweise vielleicht als Sabotage empfundenen Signale und Hilferufe des eigenen Körpers zu verstehen und so gezielt wie effektiv darauf zu reagieren. Es geht nicht darum, sich weiterhin zusammenzureißen und durchzuhalten – das haben die meisten von uns „HPUlern" nicht nur perfektioniert, sondern vor allem eines: satt! Und es geht auch nicht um ein Fortsetzen der mangels besseren Wissens so verbreiteten Symptomkaschierung, auch das sind wir „HPUler" mehr als leid. Vielmehr geht es darum, den Körper gezielt zu entlasten und zu stärken, um damit den Weg für ein reguliertes Nervensystem zu ebnen, welches Voraussetzung für ein lebendiges, kraftvolles Leben (und, wenn erforderlich oder gewünscht, eine Psychotherapie) ist, das nach und nach zur neuen Normalität werden darf. Eines nun nicht mehr fernen Tages schaut man dann zurück und stellt dankbar fest: Ein Segen, dass ich (an dieses wertvolle Buch geraten bin und) all das endgültig hinter mir habe!

Dr. David Usadel, Januar 2026

Einleitung

Bis 2017 war ich der Mensch, der auf dem Cover dieses Buches beschrieben ist: Unglaublich erschöpft, aber innerlich immer unter Strom. Mein Leben fühlte sich an wie ein langer Strom aus Funktionieren müssen, aber oft nicht können. Ich musste mich fast jeden Vormittag noch einmal hinlegen, damit meine Kräfte überhaupt bis zum frühen Abend ausreichten. Doch wenn ich lag, weil ich vor Erschöpfung zu nichts anderem mehr in der Lage war, war ich innerlich so hochgedreht, dass ich nicht zur Ruhe kommen konnte.

Meine ständigen Begleiter waren:

- ein schlimmer Reizdarm mit Bauchkrämpfen
- Übelkeit, vor allem am Morgen
- Heuschnupfen
- eine chronisch verstopfte Nase (ich war von Nasenspray abhängig)
- starke Schmerzen während der Periode
- PMS (starke Beschwerden vor der Periode)
- Akne
- massive Ängste und Panikattacken
- Migräne mit Sehausfällen

Berechenbar war für mich von all diesen Symptomen nur der Heuschnupfen. Den hatte ich immer, wenn die Gräser blühten. Zum Schluss so schlimm, dass ich das Frühjahr ohne ein Cortison-Spray nicht mehr überstehen konnte. Die chronisch verstopfte Nase war das ganze Jahr über präsent, und wer sich an seine letzte richtige Erkältung erinnert weiß, wie sehr so ein Zustand vor allem den Schlaf einschränkt.

Ich versuchte mir zu helfen, besuchte über drei Jahrzehnte unzählige Ärzte. Keiner fand einen Grund für meine Beschwerden. Aber mit der Zeit hatte ich einige Mittel an die Hand bekommen, die meine Symptome wenigstens ein bisschen in Schach hielten. Gegen die Periodenschmerzen, das PMS und die Akne bekam ich bereits mit 15 Jahren die Pille verschrieben. Die chronisch verstopfte Nase hielt ich mit abschwellendem

Nasenspray mehr oder weniger frei. Im Laufe der Jahre war ich allerdings ein „Nasenspray-Junkie“ geworden und konnte ohne derartige Sprays nicht mehr sein.

Gegen den Reizdarm in all seinen Facetten nahm ich pflanzliche Kräutertropfen ein. Denn ich war ja gesund, und „wahrscheinlich nur ein bisschen nervös“, wie mir der Gastroenterologe nach einer Darmspiegelung bescheinigte. Die Tropfen halfen nie wirklich. Aber sie waren besser, als sich dem Schicksal kampflos zu ergeben. Also nahm ich sie über 35 Jahre lang. Wenn mir übel war, konnte ich nichts essen. Daher war ich immer extrem schlank und wurde nicht selten für magersüchtig gehalten. Übel war mir nämlich jeden Tag.

Dass ich psychisch krank sei und nicht körperlich, sagten mir mehrere Ärzte, denn sie konnten alle organisch keine Auffälligkeiten finden. Auch nicht, als ich mich mit 19 Jahren für vier Tage in ein Krankenhaus einweisen ließ, um mich einmal richtig durchchecken zu lassen, weil ich immer wieder komplett mein Sichtfeld verlor. In unregelmäßigen Abständen breiteten sich plötzlich gelbe Zacken und Blitze vor meinen Augen aus und nicht selten war ich für einige Sekunden wie von einem starken Licht geblendet und konnte gar nichts mehr sehen. Manchmal folgten auf so einen Zustand Kopfschmerzen, manchmal nicht. Mit gerade einmal 19 Jahren machten mir diese Attacken große Angst. Ich wollte mich mit diesem Zustand nicht zufriedengeben und suchte nach Ursachen und Lösungen.

Doch der Neurologe im städtischen Krankenhaus entließ mich mit den Worten: „Wissen Sie, es gibt Menschen, die hören ihr Leben lang Stimmen. Sie sehen eben gelbe Blitze. Ich versichere Ihnen, Sie sind gesund.“ Erst viel später erfuhr ich, dass es sich um eine Migräne mit Aura handelte. Das war nicht das erste und auch nicht das einzige Mal, dass mich ein Arzt für verrückt erklärt hat. Jeder tat das auf seine Weise, aber die Botschaft war unmissverständlich klar: „Sie bilden sich das alles nur ein – da ist NICHTS!“

In mir wuchs die Verzweiflung, denn ich spürte schon damals ganz deutlich, dass sie nicht recht hatten. Aber was hätte ich erwidern können? Damals gab es noch nicht einmal die Möglichkeit, im Internet zu recherchieren. Ärzte waren die einzige Möglichkeit, gesundheitliche Probleme zu lösen. So wie man es auch jede Woche in der „Schwarzwaldklinik" (einer Blockbuster-Serie der öffentlich-rechtlichen Sender) sehen konnte, in der Professor Brinkmanns Wort Gesetz war.

Weil ich mich seit vielen Jahren schon überhaupt nicht mehr auf meinen Körper und seine Funktionen verlassen konnte und sicherlich auch eine Histamin-Abbaustörung hatte, entwickelte ich eine massive Angststörung. Meine erste Panikattacke hatte ich fünf Monate vor dem Abitur im Schulbus. Mit diesem Bus war ich bereits seit über acht Jahren zur Schule und wieder nach Hause gefahren. Doch an jenem Morgen nach einer Migräneattacke schnürte sich mir direkt nach dem Einsteigen der Hals zu, mein Herz raste, ich hatte das Gefühl, keine Luft mehr zu bekommen und flüchtete noch an derselben Haltestelle panisch wieder aus der Menschenmenge im Bus hinaus auf den Gehsteig. Der Bus schloss seine Türen, meine Schulfreunde schauten fragend aus dem Fenster und ich verstand die Welt nicht mehr. Viele weitere solcher Attacken, die ich erst viel später als Panikattacke identifizierte, folgten. Ich fuhr nicht mehr mit dem Bus. Mein Opa sorgte dafür, dass ich überhaupt zur Schule kam und trotz vieler krankheitsbedingter Fehltage mein Abitur machen konnte.

Irgendwie ging es immer weiter. Mal besser, mal schlechter. In stressigen Phasen immer wesentlich schlechter. Man riet mir zu einer Psychotherapie gegen meine inzwischen allgegenwärtigen Ängste. Ich folgte dem Rat. Zwei der drei Psychotherapien, die ich gegen meine Ängste unternahm, waren gut – oder zumindest nicht schlecht. Sie halfen mir, die Entstehung von Ängsten bis ins Detail zu verstehen. Was sie allerdings nicht leisten konnten, war eine Verbesserung meines Zustands. Wenn wieder einmal die Angst in mir aufstieg, half mir all das theoretische Wissen überhaupt nichts. Ich schaffte es nie, den Schalter umzulegen und eine Welle der Angst abzuwenden. Heute weiß ich, wie mächtig Histamin sein kann.

Weil ich die Ängste unbedingt loswerden wollte, startete ich eine Konfrontationstherapie. Der Theorie nach dient diese Therapieart dazu, dem Kopf klarzumachen, dass er keine Angst zu haben braucht, weil ja alles „halb so wild ist" und man die angsteinflößende Situation überlebt. Ich setzte alles daran, um mit dieser gefühlt letzten Option Erfolg zu haben, denn ich wollte unbedingt studieren und in meinem momentanen

Zustand war daran nicht zu denken. Ich flog sogar, mental begleitet von meinem Therapeuten, nach Ibiza. Das ist für jemanden, der wegen Panikattacken nicht einmal mehr in einen Bus einsteigt, eine immense Überwindung. Und ja, ich habe diesen Flug überlebt. Mein Therapeut lobte mich. Doch mein Gehirn folgte der Konfrontationstheorie leider nicht und speicherte diesen Flug nicht als „halb so wild, da brauche ich keine Angst mehr davor zu haben" ab. Meinem Nervensystem ging es nach dieser Aktion so schlecht wie nie zuvor. Alle meine Symptome wurden schlimmer. Ich war über meine Grenzen hinausgegangen, brach die Therapie ab und wurde mit den Worten verabschiedet: „Wenn Sie nicht gesund werden wollen, ist das Ihre Entscheidung."

Heute weiß ich: Bei einer unbehandelten HPU (Ich erkläre später ganz detailliert, was eine HPU ist) ist das Nervensystem meist ohnehin schon am Anschlag. In diesem Zustand ist eine Konfrontationstherapie das Ungünstigste, was man tun kann. Das Nervensystem spielt eine riesengroße Rolle dabei, wenn Menschen mit HPU ihren Stoffwechsel wieder ins Gleichgewicht bringen wollen. Das zeige ich dir in diesem Buch ausführlich. Und natürlich auch, wie du dein Nervensystem unterstützen kannst (und warum du dafür garantiert nicht nach Ibiza fliegen musst).

Aber erst einmal ein paar grundsätzliche Worte: In diesem Buch nehme ich dich mit in die faszinierende Welt der HPU. HPU steht für Hämopyrrollaktamurie und bezeichnet eine Stoffwechselstörung. Menschen mit einer HPU können das Molekül Häm teilweise nicht richtig bilden. Für mich war die HPU wie ein lange gehütetes Geheimnis, das mein ganzes Leben gehörig aus dem Takt gebracht hat. Erst als ich verstanden habe, wobei mein Stoffwechsel Unterstützung braucht, hat sich mein Körper Schritt für Schritt regeneriert und alle Symptome sind verschwunden. Doch das passierte nicht über Nacht, sondern war ein Prozess über ca. anderthalb Jahre.

So einfach das auf den ersten Blick klingen mag, so komplex ist eine HPU auf den zweiten Blick. Denn diese Stoffwechselstörung kann so viel „Durcheinander" im Stoffwechsel anrichten und dafür sorgen, dass zahlreiche Prozesse nicht mehr richtig ablaufen können. Daraus resultiert nicht selten ein bunter Strauß an Symptomen – genau wie es bei mir der Fall war. Viele Betroffene haben vielfache gesundheitliche Probleme und werden vom existierenden Gesundheitssystem nicht ernst genommen. Nicht aus böser Absicht, sondern weil das Wissen um die HPU nirgendwo gelehrt wird. Weder im Medizinstudium noch in der Heilpraktikerausbildung ist die HPU ein Thema.

Meine HPU-Geschichte begann in den frühen 1980er Jahren, als ich noch ein Kind war und endete 2017, als ich von der HPU erfuhr. Was sich leider bis heute nicht geändert hat, ist das Unverständnis vieler Mediziner über diesen Zustand. Das zeigt sich auch heute noch in Aussagen, wie ich sie oft erlebt habe. Die reichen von „HPU? Das gibt es nicht." bis zu „Sie haben nichts, Sie bilden sich das alles nur ein." Für jemanden, der nicht einmal mehr seinen Alltag bewältigen kann, weil er so viele belastende Symptome hat, ist das wie ein Schlag ins Gesicht.

Gleich vorab: Die HPU ist heute noch nicht bis ins letzte Detail erforscht. Wir wissen längst noch nicht alles über ihre Entstehung und auch nicht über die genauen Mechanismen, die dabei im Körper ablaufen. Aber, und das ist viel wichtiger für die Betroffenen, wir wissen, wie man aus so einer Stoffwechsellage wieder herauskommt!

Genau das lernst du in diesem Buch.

TEIL I

HPU – Grundlagen und Zusammenhänge

KAPITEL 1

Was ist HPU?

HPU oder KPU?

Im deutschsprachigen Raum gibt es auch die Bezeichnung KPU (= Kryptopyrrolurie). Beides wird gleichbehandelt. Daher lohnt sich eine genaue biochemische Differenzierung hier meiner Meinung nach nicht. Dieser Ansatz wird auch in den USA verfolgt. Wenn ich hier von einer HPU schreibe, meine ich immer die KPU mit.

Was du wissen musst (HPU in Kürze):

- Die wissenschaftliche Evidenz zur HPU ist dünn. Was wir wissen: Menschen mit HPU-typischen Symptomen scheiden vermehrt Pyrrole über den Urin aus.
- Bei den meisten Betroffenen herrscht ein hoher oxidativer Stress („inneres Rosten") im Körper, was den Stoffwechsel schwächt.
- Bioaktives Vitamin B6 und Zink werden an vielen Stellen gleichzeitig verbraucht und gehen dem System schneller aus.
- Das erklärt, warum bei HPU häufig Energie, Verdauung, Hormone, Psyche und Schilddrüse gleichzeitig aus dem Gleichgewicht geraten.
- Mit der LEBEN-Methode, die ich dir in diesem Buch vorstelle, kannst du diese Prozesse Schritt für Schritt entlasten und umkehren.

Wenn du zum ersten Mal von HPU hörst, wirkt das Ganze oft ziemlich komplex. Ein Stoffwechselproblem rund um „Häm"? Pyrrole? Mikronährstoffmängel? Man muss sich mühsam an verschiedenen Stellen

Informationen zusammensuchen, die teilweise auch noch widersprüchlich sind. So ging es mir auch, als ich im Jahr 2017 die Diagnose HPU bekam. Das soll dieses Buch ändern. Du sollst nicht Biochemie studieren müssen, um dieses Buch zu verstehen. Aber du sollst am Ende klar verstehen, was diese noch recht unbekannte, aber weit verbreitete Stoffwechselstörung ausmacht und warum sie deinen Alltag so stark beeinflussen kann.

Lass uns an der Basis beginnen. HPU betrifft ein Molekül, das den meisten Menschen schon einmal im Schulunterricht begegnet ist – Häm. Hierzu haben wir gelernt: Hämoglobin transportiert Sauerstoff durch unser Blut und sorgt dafür, dass auch der hinterste Winkel unseres Körpers mit Sauerstoff versorgt wird. Das ist eine sehr wichtige Funktion von Häm. Aber es gibt noch einige weitere.

Warum Häm so zentral ist

Gleich vorab: Ohne Häm ist ein Mensch nicht lebensfähig. Häm ist eines jener Moleküle, die an unzähligen Stellen im menschlichen Körper arbeiten und dabei fast alle Systeme beeinflussen:

- Häm hilft, Sauerstoff zu transportieren und Energie in den Zellen zu produzieren.
- Es steuert Entgiftung, Hormone, Stressantwort, Blutdruck und Fettverdauung.
- Es ist wichtig für das Immunsystem. Ein gestörter Häm-Stoffwechsel führt zu Eisenmangel und schwächt so die angeborene Immunabwehr.
- Wenn Häm nicht zuverlässig funktioniert, fühlt sich der Körper gleichzeitig müde und überdreht an.

Viele typische HPU-Symptome wie Erschöpfung, Migräne, Verdauungsbeschwerden, Zyklusstörungen oder Schilddrüsenprobleme lassen sich dadurch erklären.

Ziel der HPU-Therapie ist es zum einen, die Häm-Herstellung zu verbessern, aber hauptsächlich geht es darum, dass du wieder genug Stabilität hast, damit du deinen Alltag verlässlich meistern kannst. Bei HPU ist die Hämsynthese dysreguliert. Dabei fallen Nebenprodukte an – sogenannte Pyrrole, die im Körper eigentlich über Leber und Stuhl ausgeschieden werden. Bei Menschen mit HPU gelangt ein erhöhter Anteil dieser Verbindungen jedoch in den Urin, wo sie sich messen lassen. Wie die HPU genau entsteht, ist heute noch nicht genau erforscht. Das ist für uns Betroffene aber auch gar nicht so wichtig. Viel wichtiger ist, dass wir sehr gut wissen, wie man den entgleisten Stoffwechsel wieder ins Gleichgewicht bringt.

Warum sich eine HPU so überwältigend anfühlt – das typische Bild

Die meisten HPUler berichten über eine sehr ähnliche Kombination aus Beschwerden. Sie klingt zunächst widersprüchlich, ergibt aber metabolisch vollkommen Sinn: „Ich bin total erschöpft, aber innerlich immer unter Strom."

Diese Mischung aus Müdigkeit und einer Nervensystem-Übererregung betrifft sehr viele HPUler. Hinzukommen oft:

- Histaminprobleme oder andere Unverträglichkeiten
- eine empfindliche / gestörte Verdauung
- Migräne oder hormonelle Beschwerden
- Schilddrüsenprobleme
- Allergien
- Angstzustände, Panik oder depressive Phasen

HPU wirkt auf den ersten Blick wie ein buntes Durcheinander an Symptomen. In Wahrheit haben alle eine gemeinsame Ursache. Häm steuert viele Körperfunktionen und wenn hier ein Fehler entsteht, spürt man das an vielen Stellen gleichzeitig (das schauen wir uns später noch genauer an).

Du bist noch nicht sicher, ob du von einer HPU betroffen sein könntest? Ob die gängigsten Symptome auf dich zutreffen, kannst du mit diesem kostenlosen und anonymen Fragenbogen überprüfen: *https://hpuandyou.de/hpu-fragebogen/*

Was Häm im Körper alles steuert

Damit du erkennst, wie weitreichend die Folgen sein können, wenn Häm nicht in ausreichender Menge im Körper vorhanden ist, schauen wir uns die wichtigsten Aufgaben von Häm einmal anhand von Alltagssituationen an.

1. Wenn Zellen zu wenig Sauerstoff bekommen: Müdigkeit bis in die Knochen

Häm in Hämoglobin und Myoglobin versorgt den Körper zuverlässig mit Sauerstoff. Steht Häm nicht in ausreichender Menge zur Verfügung, kann sich jede Belastung schwer anfühlen.

2. Wenn die Energieproduktion stockt: chronische Erschöpfung

Häm ist an der Atmungskette beteiligt, dem Prozess, mit dem unsere Zellen in den Mitochondrien ATP (Adenosintriphosphat; speichert kurzzeitig Energie und liefert sie in die Zellen) herstellen. Mitochondrien sind Zellorganellen, die auch als „Kraftwerke der Zellen" bezeichnet werden, weil sie maßgeblich an der Energieproduktion beteiligt sind. Läuft dieser Prozess verlangsamt, fehlt die Energie überall im Körper – auch im Gehirn.

3. Wenn die Entgiftung nicht hinterherkommt

Die Leber – unser zentrales Entgiftungsorgan – nutzt über 50 hämabhängige Enzyme. Bei einer HPU können diese nicht richtig arbeiten. Wenn die Leber dadurch überlastet ist, kann sie Medikamente schlechter abbauen, Hormone nicht korrekt regulieren und Schadstoffe langsamer ausscheiden. Viele Betroffene fühlen sich regelrecht „vergiftet".

4. Wenn Blutdruck und Gefäße reagieren

Mehrere Enzyme, die unsere Gefäße und den Blutdruck steuern, brauchen Häm. Schwindel, Herzrasen oder Spannungskopfschmerzen können leichter entstehen, wenn Häm an diesen Stellen fehlt.

5. Wenn die Stressachse unter Druck steht

Ein überreiztes Nervensystem betrifft fast jeden HPUler. Es entsteht oft dadurch, dass ein Hämmangel an vielen Stellen im Stoffwechsel das Nervensystem in ständiger Alarmbereitschaft hält. Denn wenn viele Prozesse nicht mehr richtig ablaufen, registriert das Nervensystem Unsicherheit und warnt uns.

6. Wenn Hormone aus dem Takt geraten

Häm hat Einfluss auf Vitamin-D-Aktivierung, Cortisolproduktion, Sexualhormone sowie den Abbau überschüssiger Hormone. Viele typische Frauenbeschwerden bei HPU erklären sich genau dadurch.

7. Wenn die Fettverdauung ins Stocken gerät

Gallensäuren entstehen aus Cholesterin. Auch das ist ein Prozess, der Häm benötigt. Es beeinflusst also auch hier die Entgiftung, die Verdauung und sogar die Darmflora.

Das Grundproblem hinter HPU
Bei HPU fehlt Häm an einigen Stellen im Stoffwechsel. Als Resultat daraus funktioniert der Stoffwechsel nicht optimal. Im Körper herrscht ein hoher oxidativer Stress („Rosten von innen"), und der Stoffwechsel verbraucht enorme Mengen an Mikronährstoffen, um die Schäden auszugleichen. Dadurch entstehen die typischen Mängel – und die vielen Symptome, die Betroffene so sehr belasten.

Problem B6-Mangel – warum er bei HPU fast immer auftritt

Bei den meisten Menschen mit HPU zeigt ein Labortest oft einen starken Mangel an Vitamin B6 – aber nur, wenn man die bioaktive Form richtig misst. Bei ungenauer Messung (was sehr häufig vorkommt), zeigen sich sogar oft stark erhöhte B6-Spiegel im Blut. Dieser funktionelle B6-Mangel erklärt viele typische HPU-Symptome und seine Behebung ist entscheidend für eine erfolgreiche Therapie der Stoffwechselstörung. Ohne ausreichend B6 laufen viele Stoffwechselprozesse nicht richtig ab. Lass uns deshalb zunächst schauen, wie es zu diesem typischen Mangelzustand bei einer HPU kommt.

1. Stress verbrennt B6 wie ein Motor Treibstoff

Unter Stress muss der Körper zahlreiche Nervenbotenstoffe, sogenannte Neurotransmitter herstellen. Vitamin B6 ist an der Bildung fast aller wichtigen Neurotransmitter beteiligt:

- Serotonin
- Dopamin
- GABA (Gamma-Aminobuttersäure)
- Noradrenalin

Bei vielen Menschen mit HPU ist das Nervensystem empfindlicher und schneller überlastet. Schon kleine Stressoren (körperlich oder emotional) sorgen dafür, dass der Körper permanent Botenstoffe auf- und abbauen muss. Das bedeutet, dass Stress B6 in großen Mengen verbraucht.

2. Der „Umwandlungsstau“: Die Leber kann B6 schlechter aktivieren

Damit B6 im Körper überhaupt wirken kann, muss es in der Leber in seine aktive Form P5P (Pyridoxal-5-Phosphat) umgewandelt werden. Genau hier liegt ein weiterer Engpass, denn diese Umwandlung gerät ins Stocken, wenn die Leber belastet ist. Das ist sie bei der HPU grundsätzlich schon, da – wie bereits beschrieben – viele Entgiftungsenyzme Häm brauchen, um richtig arbeiten zu können. Zusätzlich belasten die Leber oft noch:

- Toxine
- Medikamente
- Alkohol
- entzündete oder überlastete Leberzellen
- Dysbiosen (bakterielle Fehlbesiedlungen des Darms)
- oxidativer Stress
- Energiemangel in den Mitochondrien

Wenn die Leber überfordert ist, passiert etwas für die HPU sehr Typisches:

1. Das inaktive B6 (Pyridoxin) sammelt sich an.
2. Zu wenig aktives B6 (P5P) wird gebildet.

Der Körper hat genug B6 *vor* der Zelle, aber zu wenig aktives B6 *in* der Zelle. Wie genau man das messen kann, zeige ich dir später.

3. Entgiftung und antioxidativer Schutz verbrauchen B6 rund um die Uhr

Bei der HPU entstehen vermehrt instabile Häm-Vorstufen, die den oxidativen Stress im Körper erhöhen. Oxidativer Stress (das „innere Rosten") hält den Stoffwechsel ständig in Aktion.

Für diese Anti-Rost-Arbeit braucht er unter anderem:

- Schwefelverbindungen
- Glutathion
- Enzyme zum Abbau freier Radikale
- und wieder: B6 in aktiver Form (P5P)

Wenn der Körper „viel Rost" beseitigen muss, steigt der B6-Verbrauch enorm. Das bedeutet, dass die Entgiftung B6 frisst – besonders bei HPU, wo das „innere Rosten" nie ganz aufhört.

4. Der Darm belastet die B6-Versorgung zusätzlich

Die Aufnahme von B6 ist sehr empfindlich. Viele Faktoren, die bei HPU häufig vorkommen, schwächen sie:

- Dysbiosen
- Darmentzündungen
- ein ungünstiger pH-Wert
- Reizdarm
- zu schnelle Darmpassagen

Ein instabiler Darm hat zur Folge, dass B6 schlechter aufgenommen und aktiviert wird und somit schlechter verfügbar ist. Das erklärt, warum viele HPUler bei der B6-Versorgung im Mangel landen. Eine normale Zufuhr über die Ernährung reicht dann schlicht nicht aus.

5. B6 wird schneller ausgeschieden, besonders bei Stress

Vitamin B6 ist wasserlöslich. Es bleibt nicht lange im Körper, sondern muss regelmäßig nachgeliefert werden. Unter Stress schüttet der Körper Hormone aus, die die Nierenfiltration erhöhen und dann geht B6 schneller über den Urin verloren.

Gerade Menschen mit:

- hohem Cortisol
- innerer Unruhe
- Schlafproblemen
- Dauerstress

verlieren B6 deutlich schneller als andere. Das ist ein weiterer Grund, warum viele HPUler eine Supplementation brauchen, um nicht in einen Mangel zu rutschen.

Auf einen Blick: Warum aktives B6 bei HPU fast immer fehlt

- Nervensystem & Stress: massiver Mehrverbrauch
- Leber: schlechtere Umwandlung in aktives P5P
- Entgiftung: ständiger Verbrauch bei oxidativem Stress
- Darm: schlechtere Aufnahme
- Niere: schnellere Ausscheidung

B6 wird bei HPU also nicht durch Pyrrole direkt „weggefangen“, sondern an vielen Stellen gleichzeitig und massiv verbraucht.

Was du aus diesem Kapitel mitnehmen kannst

- Kein anderes Vitamin steht bei HPU an so vielen kritischen Stoffwechselstellen im Dauereinsatz wie Vitamin B6.
- Der Mangel entsteht durch Überlastung.
- Ohne ausreichend P5P und Häm geraten Energie, Hormone, Psyche, Entgiftung und Nervensystem leicht aus dem Gleichgewicht.
- Ein funktioneller B6-Mangel ist eines der Kernprobleme der HPU – und seine Behebung gleichzeitig ein zentraler Ansatzpunkt für die Therapie.

KAPITEL 2

Wie aus einem Problem viele Probleme werden – Was wir heute über HPU wissen

Du weißt nun, dass das Grundproblem einer HPU eine Störung des Moleküls Häm ist. Diese Störung erzeugt einen hohen oxidativen Stress, bringt viele Stoffwechselprozesse im Körper durcheinander und verbraucht sehr viel Vitamin B6. Und hier kommen neue Probleme hinzu, denn Vitamin B6 braucht der Körper beispielsweise, um Magensäure herzustellen. Ohne ausreichend Magensäure kann man die Nahrung nicht richtig verdauen und es kann zu einer Fehlbesiedlung des Dünndarms kommen, der direkt an den Magen anschließt. Bei dieser auch SIBO (*Small Intestinal Bacterial Overgrowth*) genannten Erkrankung besiedeln Dickdarmbakterien den Dünndarm. Im Dünndarm werden die meisten Nährstoffe ins Blut aufgenommen. Funktioniert dieser Teil der Verdauung nicht richtig, resultieren daraus nicht nur Darmprobleme, sondern zusätzlich auch weitere Mikronährstoffmängel.

Sind viele Mikronährstoffe nicht ausreichend vorhanden, hat der Stoffwechsel an ganz vielen unterschiedlichen Stellen Probleme, was genau das Bild eines typischen HPUlers widerspiegelt – einen bunten Strauß an Symptomen über verschiedene Organsysteme verteilt.

Die Medizin denkt in Organen und ordnet jedem Organ eine bestimmte medizinische Fachrichtung zu. Den Darm schaut sich der Gastroenterologe an, den Kopf der Neurologe, die Gebärmutter der Gynäkologe. Eine Verknüpfung aller Systeme zu einem Gesamtbild findet so gut wie nie statt. Aber genau das brauchen HPUler. Denn unter ihren Problemen mit verschiedenen Organsystemen liegt ein Stoffwechselproblem!

Ein kleiner Ausflug in die Geschichte und detaillierte Biochemie bei HPU

Was du wissen musst (Forschung und Kontroversen):

- Frühe HPU/KPU-Theorien gingen von einer direkten Bindung von B6 und Zink an Pyrrole aus.
- Spätere Untersuchungen zeigen eher, dass das Hauptproblem oxidativer Stress ist, der B6 und andere Mikronährstoffe stark verbraucht.
- Das Robert-Koch-Institut hat HPU/KPU damals kritisch bewertet, weil die alte Theorie wissenschaftlich nicht belegt war.
- Ich betrachte die HPU-Therapie pragmatisch: Entscheidend ist, ob Betroffene unter typischen Symptomen leiden und von einer gut geführten Therapie deutlich profitieren.

Die HPU-Theorie

Die Studienlage zu HPU ist sehr dünn. Die ersten Daten stammen aus den 1960er Jahren, als kanadische Wissenschaftler erstmals Pyrrole im Urin von schizophrenen Patienten nachwiesen. Lange ging man davon aus, dass Pyrrole vom Körper ausgeschieden werden, indem Vitamin B6 und teilweise auch Zink und Mangan daran binden. Der entstehende Komplex sei wasserlöslich und könne so über die Nieren und den Urin ausgeschieden werden, so die Annahme.

Der entscheidende Mechanismus: oxidativer Stress

Eine australische Studie aus dem Jahr 2023 widerlegte diese These nun teilweise. Ihren Untersuchungen zufolge ist eine Bindung von Vitamin B6 an das falsch gebaute Häm nicht möglich. Die Studie brachte auch noch anderweitig Licht ins Dunkel. Sie fand einen klaren Zusammenhang zwischen einer erhöhten Pyrrolausscheidung im Urin und starkem oxidativem Stress im Körper.

Oxidativer Stress entsteht, wenn zu viele „aggressive Sauerstoffverbindungen“ unterwegs sind, die Zellen und Gewebe belasten.

Der Körper versucht, diese abzufangen und verbraucht dafür große Mengen an Mikronährstoffen, vor allem von Vitamin B6 und Zink. Die daraus entstehenden Mängel an diesen Nährstoffen sehe ich sehr häufig in Labortests von HPUlern.

So fügt sich alles zu einem logischen Bild zusammen, das erklärt, warum HPUler so häufig unter einem Vitamin B6- und Zinkmangel leiden:

- B6 ist nötig, damit Häm aufgebaut werden kann.
- Zink stabilisiert Enzyme, die mit Stress und Entgiftung zu tun haben.
- Der Körper benötigt diese Stoffe an allen Ecken gleichzeitig.

Der ausgeprägte Vitamin B6- und Zink-Mangel bei HPU ist also wahrscheinlich kein Bindungsproblem, sondern ein Überlastungsproblem. Der Stoffwechsel ist gestresst, verbraucht wesentlich mehr dieser Mikronährstoffe und scheidet sie schneller aus. Diese Erklärung ist nicht nur logisch, sie passt nach meiner Erfahrung mit über 500 HPUlern auch exakt zu dem, was die Betroffenen erleben.

Ein Blick zurück: Die Stellungnahme des Robert Koch-Instituts von 2007

Im Jahr 2007 veröffentlichte das Robert Koch-Institut eine Stellungnahme zur Pyrrolurie. Das Ergebnis lautete damals, dass HPU/KPU wissenschaftlich nicht belegt sei. Viele Betroffene fühlten sich dadurch jahrelang unsicher und missverstanden, und das kann ich gut nachvollziehen.

Um diese Entscheidung richtig einzuordnen, lohnt sich ein Blick auf den Hintergrund. Die RKI-Kommission stützte sich damals ausschließlich auf die sogenannte *Pfeiffer-Theorie* aus den 1970er Jahren. Diese Theorie ging noch davon aus, dass sich Pyrrole im Körper mit Vitamin B6 und Zink verbinden, und dass genau diese Komplexe dann über den Urin ausgeschieden werden.

Das war eine logische Idee – nur leider vermutlich falsch, wie wir gesehen haben. Der vermutete Komplex konnte daher nie nachgewiesen werden, und eine aktuelle Studie aus dem Jahr 2023 legt nahe, dass er chemisch gar nicht entstehen kann. Damit fällt die Grundlage der gesamten Theorie weg. Aus Sicht der Wissenschaft war die Entscheidung des RKI deshalb nachvollziehbar. Wenn das zentrale Modell nicht stimmt, kann man die Diagnose auf dieser Basis nicht anerkennen.

Die Frage nach Henne und Ei ist bis heute nicht vollständig geklärt: Ist die HPU eine genetisch bedingte Störung im Aufbau von Häm? Oder wird Häm durch den hohen oxidativen Stress im Körper zerstört? Wir wissen es bis heute nicht genau. (Mehr dazu am Ende des Kapitels)

Was ich aber ganz sicher weiß (auch wenn die biochemischen Hintergründe der HPU noch nicht vollständig erforscht sind): Eine gute HPU-Therapie hat schon unzähligen Menschen mit den HPU-typischen Symptomen geholfen, einschließlich mir. Ich war mit 28 Jahren arbeitsunfähig. Heute führe ich zwei Unternehmen und fühle mich so stabil wie noch nie zuvor in meinem Leben. Einige weitere HPUler und ihre Geschichten wirst du in diesem Buch kennenlernen.

Ist eine HPU vererbt?

Diese Frage höre ich immer wieder und ich habe sie mir natürlich auch selbst schon gestellt. Im Moment lässt sie sich leider noch nicht klar beantworten. Dafür spricht, dass eine HPU oft familiär gehäuft auftritt. Sobald man sich etwas näher mit dieser Stoffwechselstörung beschäftigt, fallen einem meist Menschen aus der Familie ein, die auch betroffen sein könnten. Und dieser Verdacht bewahrheitet sich dann oft. Was dagegen spricht: Wenn eine HPU vererbt ist, müsste man mit heutigem Wissen ganz klar benennen können, wo die genetischen Besonderheiten liegen. Das ist jedoch bis heute nicht der Fall.

Meine Sichtweise: Eine HPU ist multifaktoriell

Ich gehe davon aus, dass HPU keine klassische Erbkrankheit ist. Sie entsteht meiner Meinung nach weder durch einen einzelnen Genfehler noch durch einen festen Defekt in einem bestimmten Enzym. Viel wahrscheinlicher handelt es sich um ein Netzwerkproblem, bei dem mehrere Faktoren zusammenwirken:

- eine genetische Anfälligkeit
- Stress, Trauma oder toxische Belastungen
- Mikronährstoffmängel
- Darmprobleme
- hormonelle Schwankungen

Wenn sich diese Belastungen überlagern, wird die HPU mit all ihren Symptomen sichtbar. Dann ist das Fass übergelaufen. Das fatale an diesem Zustand: Er befeuert sich immer mehr selbst.

Das erklärt auch, warum

- die HPU-Symptome (unbehandelt) mit der Zeit immer schlimmer werden und immer mehr Körpersysteme betreffen,
- Frauen häufiger betroffen sind, weil hormonelle Veränderungen die Häm-Herstellung zusätzlich belasten,
- HPU oft nach Ereignissen wie z. B. Geburt, Burn-out oder Krankheit auftritt,
- manche Menschen bereits als Kinder Symptome zeigen, andere erst im Erwachsenenalter,
- Beschwerden je nach Lebensphase und Belastung stark schwanken,
- (und jetzt kommt endlich auch etwas Positives) viele HPUler mit der richtigen Herangehensweise symptomfrei leben können.

Die HPU ist also eine biochemisch ziemlich komplizierte Stoffwechselsituation, die viele belastende Symptome auf körperlicher und psychischer Ebene erzeugen kann. Doch jetzt kommt die gute Nachricht: Ich habe ein bereits vielfach erprobtes System entwickelt, mit dem sich diese Negativspirale durchbrechen lässt. Genau dieses System teile ich mit dir in diesem Buch, denn ich weiß, wie sich das Leben mit einer unbehandelten

HPU anfühlt und wie viel Verzweiflung eine solche Situation mit sich bringt. In diese verzweifelte Lage kommen besonders oft hochsensible Menschen, denn auch Hochsensibilität ist eng mit der HPU verknüpft. Um die HPU vollständig zu verstehen, lohnt sich daher auch hierauf ein etwas detaillierterer Blick.

Wenn du biochemisch richtig tief einsteigen möchtest
Eine kleine, aktuelle Studie des Labors IMD Berlin deutet darauf hin, dass bei Menschen mit HPU der Ausbau von Häm gestört ist. Lass uns zunächst ein paar Grundbegriffe klären, die zum Verständnis der Studie nötig sind.

Pyrrol: der Baustein
Ein Pyrrol ist ein einzelner, fünfgliedriger Kohlenstoffring mit einem Stickstoffatom. Stell ihn dir wie einen einzelnen Legostein vor.

Porphyrin: das Gebäude
Ein Porphyrin entsteht, wenn vier Pyrrolringe zu einem großen, ringförmigen Molekül zusammengefügt werden. Aus einem Baustein wird also eine Struktur. Diese Ringstruktur hat eine besondere Eigenschaft – Sie kann Metallionen in ihrer Mitte binden. Bei Häm ist das Eisen.

Der Zusammenhang mit HPU
In der Häm-Biosynthese laufen beide nacheinander. Zuerst entstehen einzelne Pyrrolbausteine (unter anderem Porphobilinogen), dann werden vier davon zu einem Porphyrin zusammengesetzt, das schrittweise zu Häm umgebaut wird.

Was Porphyrine über deinen Stoffwechsel verraten
Porphyrine sind Zwischenprodukte, die beim Aufbau von Häm entstehen – dem eisenhaltigen Bestandteil des roten Blutfarbstoffs. Der Körper scheidet sie in kleinen Mengen über den Urin aus, und ihr Muster gibt Hinweise darauf, wie reibungslos die Häm-Biosynthese

läuft. Das IMD Berlin hat rückblickend die Urinwerte von 110 klinisch diagnostizierten HPU-Betroffenen mit denjenigen von 114 Kontrollpersonen ohne HPU verglichen.

Was bei Gesunden zu sehen war

Bei der Kontrollgruppe lagen zwei frühe Porphyrine – Uroporphyrin und Pentaporphyrin – in messbaren Mengen im Urin vor (Mittelwerte: 9,89 bzw. 0,89 µg/g Kreatinin). Die übrigen untersuchten Porphyrine (Hepta-, Hexa- und Coproporphyrin) zeigten unauffällige Werte.

Was bei HPU-Betroffenen anders war

Bei den HPU-Betroffenen waren genau diese frühen Porphyrine signifikant niedriger. Uroporphyrin lag im Mittel bei 7,92 µg/g Kreatinin, Pentaporphyrin bei 0,52 µg/g Kreatinin. Hepta-, Hexa- und Coproporphyrin unterschieden sich hingegen nicht von der Kontrollgruppe.

Was das bedeuten könnte

Da es sich um eine rückblickende Auswertung handelt, lassen sich aus diesen Daten keine Ursachen ableiten. Die Autoren formulieren deshalb bewusst Hypothesen. Die reduzierten frühen Porphyrine könnten auf einen insgesamt verminderten Häm-Aufbau hinweisen. Als mögliche Ursache nennen die Wissenschaftler des IMD Berlin die Mikronährstoffdefizite – insbesondere Vitamin B6 und Zink –, wie sie bei HPU beschrieben sind. Denn beide sind für die Häm-Biosynthese notwendig.

Die Theorie, dass oxidativer Stress Porphyrine zerstört, erscheint vor diesem klaren Muster eher unwahrscheinlich, da dieser Prozess dann alle Porphyrine betreffen würde. Die Studiendaten reichen aber nicht aus, um hieraus klare Schlüsse zu ziehen.

KAPITEL 3

Hochsensibilität, Trauma und HPU – wenn die Welt zu laut wird

Viele HPU-Betroffene sind besonders sensibel. Sie erleben ihre Umgebung im Vergleich zu anderen übermäßig intensiv. Geräusche wirken zu laut, Licht zu grell, Gerüche zu intensiv, und auch emotionale oder soziale Eindrücke treffen sie schneller und unmittelbarer als andere Menschen.

Was du wissen musst:

- HPU betrifft nicht nur deinen Körper, sondern immer auch dein Nervensystem und deine Psyche. Viele Symptome wie Ängste, Reizbarkeit oder Überforderung haben eine biochemische Grundlage.
- Hochsensibilität, schnelle Reizüberflutung und ein enges Erregungstoleranzfenster sind bei HPU sehr häufig.
- Frühe Belastungen, Trauma und Dauerstress können eine HPU-Symptomatik verstärken und dafür sorgen, dass du dich noch instabiler fühlst.
- Kinder mit HPU zeigen oft andere, aber typische Muster (zum Beispiel Bauchweh, Ängste, Konzentrationsprobleme), die leicht übersehen werden.
- Wenn du verstehst, wie HPU, Nervensystem und Biografie zusammenhängen, kannst du sanftere, passendere Therapieformen wählen – statt dich mit deinem Körper zu überfordern.

HPUler haben zudem oft sehr feine Antennen. Nicht nur für sich, auch für die Empfindungen und Stimmungen anderer. Diese ausgeprägte Sensibilität entsteht aus biochemischen Besonderheiten, die den Umgang mit

Reizen erschweren, und sie steht in engem Zusammenhang mit Stressverarbeitung, früheren Belastungen und der Entwicklung des Nervensystems.

Warum viele HPU-Betroffene hochsensibel sind

Hochsensibilität ist ein Resultat einer besonderen Stoffwechsellage. Bei HPU führen mehrere Mechanismen dazu, dass Reize intensiver wahrgenommen werden.

1. Ein kleineres Erregungstoleranzfenster

Das Erregungstoleranzfenster beschreibt den Bereich, in dem das Nervensystem reguliert ist und somit angemessen und flexibel auf Reize reagieren kann.

Bei vielen HPU-Betroffenen ist dieses Fenster kleiner, weil

- Neurotransmitter wie GABA und Serotonin nicht stabil gebildet werden,
- oxidativer Stress Nervenzellen reizbarer macht,
- die Stressachse leichter überreagiert.

Das Ergebnis ist ein Nervensystem, das schneller in Übererregung (Panik, Unruhe, Reizüberflutung) oder Untererregung (Erschöpfung, „Shutdown") rutscht. Oft verkleinert sich das Erregungstoleranzfenster im Laufe der Jahre immer mehr. Vielen HPUlern wird deshalb ein Antidepressivum verschrieben, das sie nicht selten über viele Jahre einnehmen – aus Unwissenheit und aus einem Mangel an Alternativen.

2. Neurotransmitter-Ungleichgewichte

B6 und Zink sind zentrale Cofaktoren für die Bildung beruhigender und stabilisierender Botenstoffe wie beispielsweise GABA. Sind sie nicht ausreichend vorhanden, verschiebt sich das Gleichgewicht weg von innerer Ruhe hin zu ständiger Alarmbereitschaft.

3. Oxidativer Stress verstärkt Reizoffenheit

Oxidativer Stress beeinflusst die Funktion von Nervenzellen und wirkt deshalb wie ein Verstärker im gesamten Nervensystem. Freie Radikale stören die Reizweiterleitung, verändern die Empfindlichkeit von Membranen und belasten die Mitochondrien, die für die Energieversorgung der Nervenzellen zuständig sind. Dadurch wird die Schwelle, ab der ein Reiz als belastend empfunden wird, deutlich niedriger. Sinneseindrücke gelangen weniger gefiltert ins Bewusstsein, Emotionen werden schneller und intensiver ausgelöst, das Stresssystem reagiert rascher mit Alarmbereitschaft. Das Nervensystem arbeitet somit unter permanent erhöhter Anspannung – das ist eine typische Folge bei HPU, wenn antioxidative Schutzmechanismen geschwächt sind.

Die Verbindung von frühkindlichem Trauma, Stresssystem und HPU-Symptomatik

Früher dachte ich immer, ein Trauma könne nur dann entstehen, wenn „etwas wirklich Schlimmes" im Leben passiert ist, zum Beispiel Misshandlung, eine Naturkatastrophe, die man nur knapp überlebt hat oder ein Krieg. Da ich nie etwas derartig Einschneidendes erlebt hatte, habe ich Trauma für mich immer ausgeschlossen.

Was ich, wie viele andere auch, lange unter einem Trauma verstand, wird fachlich als Schocktrauma bezeichnet. Doch es gibt noch andere Arten von Trauma. Um das Zusammenspiel zwischen der HPU und Trauma zu verstehen, hilft es, sich die Definition von Trauma einmal genauer anzusehen. Diese lautet in meinen Worten: Trauma ist ein Ereignis oder eine Reihe von Ereignissen, die die Bewältigungsmöglichkeiten eines Menschen überfordern und das Nervensystem dauerhaft aus dem Gleichgewicht bringen.

Fachlich korrekt ist Trauma folgendermaßen definiert: Ein traumatisches Erlebnis übersteigt die Bewältigungsmöglichkeiten eines Menschen und kann nicht verarbeitet werden. Es ist so intensiv, dass Gefühle wie Ohnmacht, Hilflosigkeit oder Todesangst erfahren werden. Das Nervensystem kann sich nicht mehr regulieren, weil entsprechende Signale fehlen. Die hohe Spannung bleibt unverarbeitet.

- Schocktrauma (Monotrauma) = ein für sich stehendes, überwältigendes Ereignis mit einem Anfang, einem Verlauf und einem Ende.
- Komplextrauma (sequenzielle Traumata) = die Traumatisierung erfolgte über einen längeren Zeitraum. Hierzu zählen Entwicklungs- und Bindungstraumata, die durch andere Menschen herbeigeführt werden.

Die HPU kann direkt wie auch indirekt die Entstehung eines Komplextraumas begünstigen. Gemeint ist hier keine einzelne überwältigende Erfahrung, sondern eine Vielzahl kleiner, sich wiederholender Überforderungen in einer Phase, in der das Nervensystem noch nicht über die nötigen Fähigkeiten zur Selbstregulation verfügt.

Das Nervensystem eines Kindes ist bei der Geburt noch unreif. Vor allem der parasympathische Anteil und hier besonders der Vagusnerv (der 10. Hirnnerv und Hauptnerv des Parasympathikus, der vom Hirnstamm bis in den Bauchraum reicht), entwickelt sich erst in den ersten Lebensjahren vollständig. Ein Säugling oder Kleinkind kann sich daher emotional noch nicht selbst beruhigen. Weinen, Erschrecken, Überforderung oder Schmerz können nicht eigenständig reguliert werden. Das Kind ist auf die Co-Regulation durch eine verlässliche Bezugsperson angewiesen – gehalten werden, beruhigt werden, verstanden werden. Erst durch diese sich wiederholenden Erfahrungen von Sicherheit reift das Nervensystem nach und das Kind lernt Schritt für Schritt, sich selbst zu regulieren.

Man kann sich das wie ein Fahrrad mit Stützrädern vorstellen. Solange die Stützräder da sind, fühlt sich das Fahren sicher an. Erst später, wenn Gleichgewicht und Koordination ausreichend entwickelt sind, können sie entfernt werden. Fehlen diese „Stützräder“ zu früh oder greifen sie nicht zuverlässig, entsteht Unsicherheit und manchmal Angst vor jeder weiteren Fahrt.

Jedes Kind kommt mit grundlegenden Bedürfnissen auf die Welt, deren Erfüllung Voraussetzung für eine gesunde Entwicklung ist. Besonders zwei dieser Bereiche sind bei Kindern mit HPU häufig beeinträchtigt: das Erleben von Sicherheit und das Gesehenwerden in den eigenen Bedürfnissen.

Ein Nervensystem im Dauerstress

Ein Nervensystem, dem essenzielle Mikronährstoffe fehlen, um ausreichend Neurotransmitter und Botenstoffe zu bilden, arbeitet unter Dauerstress. Hinzukommt, dass bei HPU häufig chronische Darmentzündungen und histaminbedingte Reizzustände vorliegen. Histamin wirkt stark aktivierend auf das Nervensystem. Viele Mastzellen (das sind die Zellen, die Histamin ausschütten), befinden sich entlang des Vagusnervs und stimulieren diesen ständig oder immer wieder. Als Folge davon schläft das Kind schlecht, ist schnell überreizt, reagiert heftig auf Geräusche, Licht oder Berührungen. Schon ein lauter Raum, ein kratzender Pulli oder ein voller Kindergartenmorgen können das System in Alarm versetzen.

Ein Beispiel: Ein Kind kommt morgens bereits erschöpft in den Kindergarten. Der Geräuschpegel ist hoch, der Abschied von der Bezugsperson fällt ihm schwer. Während andere Kinder sich nach kurzer Zeit regulieren, bleibt das HPU-Kind innerlich im Stress. Es klammert, weint, zieht sich zurück oder wird aggressiv. Von außen wirkt das Verhalten „übertrieben“, von innen ist es ein Nervensystem im Überlebensmodus. Sicherheit kann unter diesen Bedingungen kaum entstehen. Der Körper lernt nicht: *Ich bin geschützt*, sondern vielmehr: *Ich muss wachsam sein.*

Wenn kindliche Bedürfnisse nicht gesehen werden

Ein anderer zentraler Bereich betrifft die individuellen Bedürfnisse. Eltern, die selbst nicht von HPU betroffen sind oder sich stark an gesellschaftlichen Normen orientieren, stoßen hier häufig ungewollt an Grenzen. Empfehlungen wie „Das muss man aushalten“, „Da muss das Kind jetzt durch“ oder „Das ist nur eine Phase“ greifen bei HPU-Kindern oft nicht.

Ein weiteres Beispiel: Ein Kind reagiert auf Hunger, Müdigkeit oder Reizüberflutung extrem schnell mit Wut oder Zusammenbruch. Die Frustrationstoleranz ist gering. Während andere Kinder noch „funktionieren“, ist das HPU-Kind bereits überfordert. Wird dieses Verhalten regelmäßig als Trotz, Unwillen oder mangelnde Erziehung interpretiert, erlebt das Kind immer wieder, dass seine Signale nicht verstanden werden. Es fühlt sich falsch, zu viel oder unpassend. Mit der Zeit verinnerlicht es eine schmerzhafte Botschaft: *So wie ich bin, passe ich nicht.* Diese Erfahrung wiederholt sich – im Alltag, in Betreuungssituationen, später in der Schule, weil die biochemische Besonderheit der HPU nicht erkannt wird.

Der dadurch entstehende Dauerstress ist messbar. Viele dieser Kinder zeigen erhöhte Cortisolspiegel, sind ständig angespannt und erschöpft zugleich. Der Stress verstärkt das Selbstregulationsdefizit weiter. Ein Nervensystem, das ohnehin unterversorgt und überreizt ist, verliert dann zunehmend seine Anpassungsfähigkeit. Ein Teufelskreis entsteht.

In der Summe kann daraus ein Entwicklungs- oder Bindungstrauma entstehen. Das passiert nicht durch ein einzelnes Ereignis, sondern durch das wiederholte Erleben von Überforderung ohne ausreichende Unterstützung. Die Auswirkungen zeigen sich oft erst später als Schwierigkeiten in Beziehungen, starke emotionale Reaktionen, ein ausgeprägtes Bedürfnis nach Kontrolle oder Rückzug, chronische Erschöpfung oder körperliche Symptome ohne klare Ursache.

Interview mit Carina Braak, Coach für Ganzheitliche Trauma-Integration, HPU, Ayurveda, Autorin

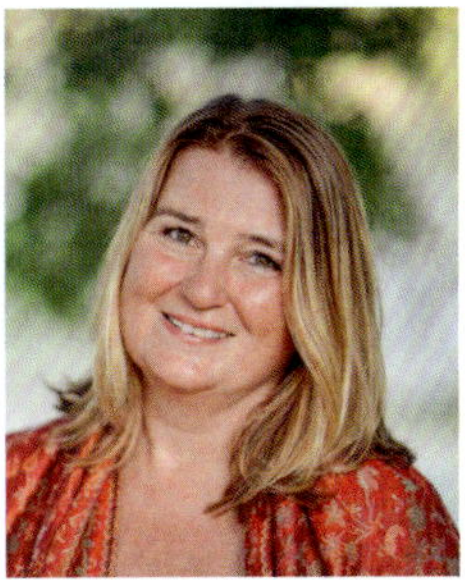
© privat

Über das „Anderssein“ bei HPU und die Konsequenzen

Für die meisten unserer Mitmenschen ist es selbstverständlich, sich sicher im eigenen Körper und mit anderen Menschen zu fühlen. Für HPU-Betroffene ist es jedoch oftmals ganz anders. Schon als Kind konnte man im „normalen“ Leben nicht gut mithalten. Aufgrund der vielen Symptome hatte man es sehr wahrscheinlich bereits in der Schule schwer, den Anforderungen zu genügen. Vielleicht bekam man viel zu schnell Bauchschmerzen, sobald man nur ein bisschen Druck spürte. Oder fühlte sich rasch überfordert, wenn zu viele äußere Eindrücke auf einen zukamen.

Unsicherheit war also an der Tagesordnung. Das wurde zu einer Dauerbelastung, insbesondere für das autonome Nervensystem.

Dieser Umstand sorgte bereits in jungen Jahren für einen anhaltend erhöhten, heute möglicherweise chronischen Stresslevel. Wenn Überwältigung und starke Gefühle von Hilflosigkeit oder Ohnmacht dazu kamen, kann es sogar zu einem Komplextrauma geführt haben. Und das ist leider keine Seltenheit.

Kannst du Beispiele nennen?

Ja, gerne. Viele HPU-Betroffene hatten beispielweise bereits als Kind Schwierigkeiten, sich gut konzentrieren zu können. Sicherheit fehlte und das Nervensystem musste das Umfeld ständig nach Gefahren absuchen. Die Aufmerksamkeit wurde deshalb anderweitig benötigt. Oft wurde man aufgrund dessen den Anforderungen in der Schule nicht gerecht. Die fehlende Konzentrationsfähigkeit setzte sich auch im späteren Leben fort, mit gleichem Ergebnis. Nicht ausreichende Leistung zu erbringen, zog das Gefühl von Abwertung oder sogar von beschämt werden nach sich. Für den Selbstwert war das alles andere als gut.

Manchen Kindern fehlte die körperliche Kraft, um beim Sport oder anderen Aktivitäten dabei sein zu können. Als Jugendliche war es vielleicht das nächtliche Ausgehen, was man nicht mitmachen konnte. Das Gefühl von Zugehörigkeit zu Gruppen und in Beziehungen, auch in der eigenen Familie, wurde dadurch belastet. Viele bekamen gesagt, sie sollten einfach nicht so empfindlich sein oder sich mehr anstrengen. Man mag sich vorstellen, mit welchen intensiven Gefühlen von Alleinsein, von sich nicht gesehen, nicht verstanden und nicht ernst genommen fühlen man konfrontiert war. Und das jeden Tag. Wer solch einschneidende Erfahrungen gemacht hat, lebt heute höchstwahrscheinlich die Blaupause von damals.

Mit Blaupause meinst du, im Erwachsenenleben ist es heute wie damals?

Ja. Denn es ist die Wiederholung des Altbekannten. Die tiefen Prägungen oder die traumatischen Erfahrungen sind so fest im System verankert, dass sie von den Betroffenen zunächst nicht bemerkt werden. Das ist Teil der

Überlebensstrategie. Man lebt Funktionalität statt Lebendigkeit. Das fühlt sich sicher an. Sicherheit ist das höchste Gebot. Doch dadurch wird das Leben immer enger. Und irgendwann fällt es auf.

Eine meiner Klientinnen, die sowohl von HPU als auch von Traumafolgen betroffen ist, sagte es einmal so: „Mein Leben ist so eingeschränkt – und das immer mehr. Bei mir kann immer etwas sein, und das macht mich unruhig und verzweifelt." Wenn sie etwas plant, ist es oft von Unsicherheit überschattet. Wenn sie eingeladen ist, dann ist das gemeinsame Essen immer ein Thema. Weil sie anderen keine Umstände machen will und deshalb nicht ausreichend auf sich Rücksicht nimmt, geht es ihr später schlecht.

Entweder geht es zulasten der Zugehörigkeit oder zulasten ihres Körpers. Das alles kennt sie seit ihrer Kindheit. Heute ist es nicht mehr das Bauchweh vor Schulbeginn, was sie einst stresste. Es ist die Befürchtung, dieses Bauchweh nun vor einem wichtigen Geschäftstermin zu bekommen, vielleicht sogar Durchfall oder Migräne. Angst und Scham sind noch immer gegenwärtig. Sie braucht weiterhin Strategien, um den Alltag bestreiten zu können. Ein Leben, durch das man sich auf diese Weise durchkämpfen muss, hat wenig mit Entspannung und Lebendigkeit, sondern mehr mit Überleben und Stress zu tun.

Wie wirkt sich das auf die Beziehung zum eigenen Körper aus?

Das ist tatsächlich ein Problem. Die wenigsten spüren, verständlicherweise, eine gute Verbundenheit zu ihrem Körper. „Wenn die HPU nicht wäre, und wenn all die Symptome weg wären und wenn ich mich endlich sicher in mir selbst fühlen könnte, dann …" Der Körper wird oft als der Schuldige betrachtet, zumeist unbewusst. Aber es ist nicht nur der Körper, sondern es sind auch die emotionalen Wunden, die immer wieder bluten und leidvoll sind.

Wenn ich betroffen bin, was tue ich dann?

Ich empfehle, sich zuerst um die körperliche Ebene zu kümmern und die HPU gut einzustellen. Eine Reise zu sich selbst, ob es sich um Trauma oder starke Prägungen handelt, ist kein Spaziergang. Wie ich gern sage, mit

Flip-Flops geht man nicht auf eine Bergtour. Es braucht eine gute Ausrüstung, eine anständige Reisevorbereitung und eine verlässliche Kondition. Niemand weiß, was ihm auf dem Weg begegnen wird, und Sicherheit ist immer das höchste Gebot.

Wie ist die Lösung und wie lange dauert dieser Heilungsweg?

Der Körper ist dankbar für jede Unterstützung und man kann sehr gezielt helfen. Auf der psychischen Ebene ist es meiner Erfahrung nach anders. Die Lösung passiert. Nicht zielorientiert, sondern auf dem Weg. Hier meine ich „Lösung" nicht im Sinne von „alles, was stört, löst sich auf und ist endlich weg". Vielmehr geht es darum, sich von den Erwartungen zu lösen, die man schon so lange zu erfüllen versucht. Für sich, für andere. In einen unparteiischen Kontakt mit allen Ich-Seiten zu kommen, den unversehrten und den versehrten. In ein echtes Vertrauensverhältnis mit dem eigenen Körper zu finden. Sich mit dem Anderssein nicht nur irgendwie anzufreunden, sondern die einzigartigen und wundervollen Seiten seines Selbst kennen- und lieben zu lernen. Einfach sein können, mit sich, mit anderen, mit dem Leben. Das ist kein schneller Weg, sondern eine einmalige Reise.

KAPITEL 4

HPU bei Kindern – Signale eines überforderten Systems erkennen

Bei Kindern kündigt sich eine HPU selten durch ein einziges Symptom oder einen Laborwert an. Stattdessen zeigt sie sich oft im Hintergrund, vielschichtig und schrittweise. Eltern spüren häufig früh, dass ihr Kind mehr Kraft für bestimmte Dinge aufwenden muss als andere, können dieses Gefühl jedoch lange nicht konkret benennen.

Kinder mit HPU sind oft schneller erschöpft, brauchen mehr Rückzug und reagieren empfindlicher auf ihre Umwelt. Geräusche, Licht oder bestimmte Stoffe auf der Haut können sie deutlich stärker belasten als Gleichaltrige. Emotionen sind weniger stabil, Übergänge fallen schwerer, kleine Auslöser führen zu unverhältnismäßig starken Reaktionen. Das Nervensystem wirkt insgesamt schneller überfordert.

Manche Kinder zeigen eine ausgeprägte Unruhe oder geraten rasch in Reizüberflutung. Sie wirken sprunghaft oder unkonzentriert, obwohl sie innerlich sehr wach, aufmerksam und sensibel sind. Andere ziehen sich zurück, entwickeln Schulangst oder klagen vor allem morgens über Bauchschmerzen oder ein allgemeines Unwohlsein. Medizinisch bleibt dabei häufig alles „unauffällig". Hinzu kommen oft wiederkehrende Infekte, Kopf- oder Bauchschmerzen, eine auffällige Blässe oder dunkle Ringe unter den Augen. All das sind Hinweise auf einen Körper, der über längere Zeit versucht hat, Defizite auszugleichen. Jedes dieser Zeichen für sich genommen erscheint leicht erklärbar. Erst im Zusammenspiel entsteht das eigentliche Bild – ein Kind, das enorm viel Energie investieren muss, um im Alltag mitzuhalten, Erwartungen zu erfüllen und nach außen stabil zu wirken. Die eigentliche Belastung bleibt dabei oft unsichtbar.

Dass HPU bei Kindern so häufig übersehen wird, hat strukturelle Gründe. Die Symptome werden getrennt betrachtet und unterschiedlichen Bereichen zugeordnet. Sensibilität gilt als Persönlichkeitseigenschaft,

Unruhe wird rasch mit ADHS erklärt, Schulangst als psychisches Problem eingeordnet. Bauchschmerzen werden dem Stress zugeschrieben, Müdigkeit als normale Entwicklungsphase bewertet. Jede dieser Sichtweisen kann isoliert betrachtet nachvollziehbar sein. Doch sie greifen zu kurz. Was dabei fehlt, ist der Blick auf den gemeinsamen biochemischen Hintergrund. Da HPU in der klassischen Medizin kaum verankert ist und in Leitlinien nicht vorkommt, wird sie von vielen Fachpersonen nicht mitgedacht. Die eigentliche Ursache bleibt dadurch häufig lange unentdeckt, während das Kind weiter kompensiert und sich anpasst.

Gerade deshalb ist ein früher Blick so entscheidend. HPU entsteht nicht plötzlich, sondern entwickelt sich schleichend. Je früher verstanden wird, was im Stoffwechsel eines Kindes passiert, desto leichter lassen sich Fehlregulationen abfangen. In frühen Phasen sind viele Prozesse noch flexibel. Der Körper hat noch nicht gelernt, dauerhaft im Stressmodus zu funktionieren, und das Nervensystem ist weniger festgefahren. Kinder reagieren in dieser Zeit oft erstaunlich schnell auf Entlastung. Wenn biochemische Defizite ausgeglichen werden, Reize reduziert werden dürfen und das Umfeld beginnt, die Besonderheiten des Kindes ernst zu nehmen, kann sich Vieles entspannen. Ein frühzeitiges Hinsehen hilft dabei, Leidensdruck zu vermeiden.

Eine HPU-Diagnose ist für viele Familien ein Moment der Erleichterung. Endlich ergibt das diffuse Bild Sinn. Reaktionen werden verständlich, Schuldgefühle lösen sich und Handlungsspielräume entstehen. Die Diagnose erklärt, sie stempelt nicht ab. Kinder mit HPU können ein stabiles, fröhliches und erfülltes Leben führen. Sie brauchen keine Sonderrolle, sondern ein Umfeld, das ihre Biochemie, ihre Sensibilität und ihr eigenes Tempo berücksichtigt. Wenn ein Kind dann nicht länger gegen sich selbst arbeiten muss, sondern verstanden wird, entsteht genau dort der Raum für Entwicklung, den Kinder so dringend brauchen.

Frühkindlicher Stress verändert die Stressregulation dauerhaft

Ein zentraler Mechanismus bei frühkindlichem Stress ist die vermehrte Ausschüttung von Cortisol. Kinder, die immer wieder über ihre inneren Kapazitäten hinaus belastet sind, entwickeln ein Nervensystem, das Cortisol schneller und stärker freisetzt. Das geschieht zunächst, um die Überforderung zu kompensieren, geht langfristig jedoch auf Kosten der Stressregulation. Gleichzeitig sinkt nämlich die Fähigkeit, Gefühle und Reize zu ordnen und zu verarbeiten. Das führt dazu, dass das Nervensystem sehr viel schneller „überflutet", also aus dem regulierten Zustand in eine Übererregung kippt. Diesen Kindern ist dann schnell alles „zu viel".

Mit der Zeit entsteht weniger innere Sicherheit. Kinder, die ihre Anspannung nicht im Kontakt mit einer beruhigenden Bezugsperson entlasten können, erleben ihren Körper als unzuverlässig und Reize als unvorhersehbar. Diese Unsicherheit wirkt sich tief auf die neuronale Entwicklung aus. Das Alarmsystem des Körpers (die Verbindung aus limbischem System, Amygdala und Stressachse) bleibt dauerhaft sensibler eingestellt. Es reagiert nicht nur auf tatsächliche Gefahren, sondern zunehmend auch auf neutrale oder leichte Reize.

So entwickelt sich ein hypersensibles Alarmsystem, das später im Erwachsenenleben zu schneller Erschöpfbarkeit, starker Reizüberempfindlichkeit und einer geringeren Stresstoleranz führen kann. Diese Muster sind keine reine psychologische Folge, sondern haben eine klare neurobiologische Grundlage. Sie entstehen aus einer Kombination aus fehlender Co-Regulation, wiederholter Überlastung und den physiologischen Anpassungen des kindlichen Nervensystems an dauerhaften Stress.

Chronischer Stress, besonders aus der Kindheit, schwächt Leber und Stoffwechselwege, die für die Aktivierung von Pyridoxin zu P5P zuständig sind. Weniger P5P bedeutet weniger Beruhigung und weniger emotionale Resilienz, denn P5P ist an mehr als 140 Stoffwechselreaktionen beteiligt – vor allem in der Aminosäurenverarbeitung, der Herstellung von Nervenbotenstoffen, der Häm-Bildung und Entgiftung. Kein anderes B-Vitamin greift so breit in den Stoffwechsel ein. Bei keinem anderen Vitamin hat es so weitreichende Folgen, wenn es dem Stoffwechsel nicht in ausreichender

Menge zur Verfügung steht. Eine Negativ-Spirale hat begonnen, die dem Betroffenen im Laufe seines Lebens und vor allem in stressigen Phasen immer mehr Probleme bereitet.

Mikronährstoffverluste durch Daueralarm

Ein Kind unter Dauerstress verbraucht zudem deutlich mehr antioxidative und nervenstabilisierende Nährstoffe. Ein Kind, dessen System leicht aus dem Gleichgewicht gerät, kann viele alltägliche Situationen wie Schule, soziale Interaktionen oder Konflikte nicht mehr selbstverständlich bewältigen. Wenn ihm niemand erklärt, was los ist, speichert das Nervensystem: „*Die Welt ist zu viel für mich.*" Aus solchen Kindern werden nicht selten im Erwachsenenalter typische HPUler mit übersensiblen Antennen und einem sehr kleinen Erregungstoleranzfenster.

Die gute Nachricht: Das Nervensystem bleibt formbar

Doch dieser Kreislauf ist nicht endgültig. Das Nervensystem bleibt formbar. Wird das Selbstregulationsdefizit erkannt und ernst genommen, kann Entwicklung nachgeholt werden. Körperorientierte traumatherapeutische Ansätze, eine individuell angepasste HPU-Therapie und ein Umfeld, das Sicherheit und Verständnis bietet, ermöglichen es dem Nervensystem, neue Erfahrungen zu machen. Erfahrungen von Ruhe, Verbundenheit und innerer Stabilität. Sicherheit lässt sich lernen – auch nachträglich. Und genau darin liegt eine große Chance für Kinder wie Erwachsene mit HPU.

Je jünger der Betroffene ist, desto wahrscheinlicher trägt die HPU mit ihren zahlreichen unangenehmen Symptomen zu einem Trauma bei. Und je besser Eltern aufgeklärt sind, desto einfacher können sie das vermeiden. Ich erinnere mich hier an meine eigene Kindheit, in der mir nahezu jeden Morgen übel war und Bauchkrämpfe meinen Alltag begleiteten. An vielen Morgen, wenn meine Nachbarin klingelte, um mich zum gemeinsamen Schulweg abzuholen, saß ich schmerzverkrampft auf der Toilette und ließ ihr mitteilen, dass sie schon mal allein losgehen sollte. Viele Male fuhr mich mein Opa dann in letzter Sekunde zur Schule und dort hatte ich jeden Tag Angst, dass Übelkeit und/oder Brauchkrämpfe zurückkommen könnten. Meine Bewältigungsmöglichkeiten waren komplett überfordert!

Immer wieder wurde ich Ärzten vorgestellt, die allesamt zu dem Schluss kamen: „Dem Kind fehlt nichts!“ In mir wuchs eine große Hilflosigkeit und Verzweiflung, denn es ging mir oft nicht gut. Und wer sonst hätte dieses Problem in den 80er Jahren lösen können als ein Arzt?

Wir alle waren einmal Kinder, und viele HPU-Betroffene hatten bereits im Kindesalter typische HPU-Symptome. Bei den wenigsten Kindern werden diese jedoch als solche erkannt. Dabei ist das so wichtig, um die typische negative Entwicklung des HPU-Stoffwechsels früh zu unterbrechen. Wenn ich nur daran denke, was mir alles erspart geblieben wäre, wenn man die HPU schon im Grundschulalter bei mir entdeckt hätte, durchfährt mich ein Schauer. Ich habe heute meinen Frieden gefunden. Und ich freue mich über jedes Kind, dessen Stoffwechsel frühzeitig wieder in die richtigen Bahnen gelenkt wird.

TEIL II

Die LEBEN-Methode bei HPU

KAPITEL 5

Grundlagen der HPU-Therapie

Ich arbeite seit 2019 mit HPUlern, und natürlich sind nicht alle gleich. Aber wenn ich den Charakter eines typischen erwachsenen HPUlers beschreiben müsste, würde ich folgende Punkte aufzählen:

- hohe Empathie
- starkes Verantwortungsbewusstsein
- Perfektionismus, hohe Ansprüche an sich selbst (oft, um ein Gefühl von Sicherheit herzustellen)
- hohe Leistungsbereitschaft
- Schwierigkeiten mit Grenzen
- schnelle Überforderung

Diese Eigenschaften ergeben in Kombination ein sensibles, sehr leistungsfähiges, aber stressanfälliges Muster. Es resultiert aus der besonderen Stoffwechselsituation eines Menschen mit HPU und den Erfahrungen, die die Menschen mit diesem besonderen Stoffwechsel häufig gemacht haben.

Lass uns nun gemeinsam schauen, wie sich die Weichen wieder anders stellen lassen. Weg von den zahlreichen körperlichen Symptomen und psychischen Überlastungen hin zu mehr Stabilität auf allen Ebenen. Denn Ärzte sehen oft nur Symptome wie Reizdarm oder Migräne, nicht aber das große Ganze, das dahintersteht.

Dass das auch anders geht, beweisen ich und viele andere HPUler jeden Tag im Alltag. Wir haben unser Leben umgekrempelt, wissen, was uns guttut und was nicht, und wie wir die Rädchen wieder anders herumdrehen können. Dann verschwinden die Symptome, man spürt sich endlich selbst wieder und die Leichtigkeit kehrt zurück ins Leben. Genau diesen Zustand wünsche ich dir auch!

Die LEBEN-Methode

Die LEBEN-Methode verbindet für dich die fünf wichtigsten Bausteine einer stabilen HPU-Therapie: eine klare Laboranalyse, eine Ernährung, die deinen Körper wirklich unterstützt, weniger alltägliche Belastungen, den gezielten Aufbau von Energie und Mikronährstoffen sowie die Regulation deines Nervensystems. Sie gibt dir einen roten Faden an die Hand, dem du Schritt für Schritt hin zu einem Stoffwechsel folgen kannst, der wieder ins Gleichgewicht kommt, und zu einem Leben, das sich für dich stabiler, belastbarer und freier anfühlt und in dem du deine Persönlichkeit ohne Einschränkungen entfalten kannst.

Die LEBEN-Methode
Labor
Ernährung
Belastungsreduktion (Toxine und Umweltfaktoren)
Energie- und Mikronährstoffaufbau
Nervensystemregulation

Was du wissen musst:

- Eine HPU-Therapie verläuft in drei Phasen: Ankommen und Stabilisieren, Aufbau und Vertiefung, Feinabstimmung und Alltag.
- Nicht alle Bausteine sind gleichzeitig dran – zuerst geht es immer um Entlastung und Stabilität, erst später um Feintuning.
- Rückschritte und Plateaus, also Phasen des Stillstands, in denen keine positiven Veränderungen einzutreten scheinen, sind normal; sie bedeuten nicht, dass du etwas falsch gemacht hast.
- Erfolg heißt nicht, dass alles immer zu 100 Prozent perfekt läuft, sondern es geht vielmehr um einen verlässlichen Alltag, mehr Energie, mehr Lebensqualität und Selbstbestimmung.

Wie läuft eine HPU-Therapie zeitlich ab?

Eine HPU-Therapie ist kein Sprint, sondern ein Prozess über viele Monate bis hin zu einigen Jahren – mit spürbaren Zwischenerfolgen, Plateaus und manchmal auch Rückschritten. Damit du dich in diesem Prozess orientieren kannst, erhältst du im Folgenden einen groben Überblick über die Phasen und eine klare Definition deines persönlichen Therapieziels.

Phase 1: Ankommen und Stabilisieren (0 bis 3 Monate)

In den ersten Wochen geht es vor allem darum, dein System zu entlasten und eine stabile Basis zu schaffen. Dazu gehören das Verständnis grundlegender Laborwerte, erste Anpassungen in der Ernährung, ein vorsichtiger Start mit Mikronährstoffen sowie erste Schritte zur Beruhigung deines Nervensystems.

Typisch für diese Phase:

- Du verstehst erstmals, *warum* es dir so geht, wie es dir geht – das nimmt oft enormen Druck.
- Erste kleine Verbesserungen (zum Beispiel ruhigerer Schlaf, weniger extreme Einbrüche) sind möglich, während andere Symptome noch unverändert bleiben.

Dabei ist es wichtig zu wissen, dass sich in dieser Zeit Beschwerden kurzfristig auch mal verstärken können, wenn der Stoffwechsel reagiert oder du zu schnell zu viel umstellst. Das ist kein Zeichen dafür, dass die HPU-Therapie bei dir nicht wirkt, sondern ein Hinweis darauf, dass du dein Tempo anpassen darfst.

Phase 2: Aufbau und Vertiefung (3 bis 12 Monate)

Wenn dein Stoffwechsel die ersten Entlastungen „verdaut" hat, beginnt die eigentliche Aufbauphase. Jetzt arbeiten Ernährung, Nährstofftherapie, Darmaufbau, Entgiftung und Nervensystemregulation immer stärker zusammen.

Typisch für diese Phase:

- Viele beschreiben, dass „der Nebel im Kopf" nachlässt, Energieinseln größer werden und der Alltag besser planbar wird.
- Laborwerte bewegen sich nach und nach in Richtung deiner Zielbereiche, laufen den klinischen Verbesserungen aber oft einige Monate hinterher.

In dieser Zeit zeigen sich häufig Plateaus – es geht eine Weile nicht weiter voran oder einzelne Symptome „kleben" noch. Solche Plateaus sind normal – sie zeigen, dass dein Körper gerade auf einer bestimmten Ebene arbeitet (zum Beispiel Darm, Hormone, Nervensystem) und dafür Zeit braucht.

Phase 3: Feinabstimmung und Alltag (12 bis 24 Monate)

Nach etwa einem Jahr (bei manchen früher, bei anderen später) verschiebt sich der Fokus weg vom reinen „Überleben", hin zu Feinabstimmung und Lebensgestaltung. Dein Körper ist stabiler, viele Symptome sind deutlich schwächer oder verschwunden, und du kannst wieder mehr wagen.

Typisch für diese Phase:

- Du reduzierst nach und nach die Anzahl deiner Präparate und behältst vor allem die für dich wichtigsten „Basis-Bausteine" bei.
- Du probierst bewusst aus, wo deine neuen Grenzen liegen, etwa durch Bewegung, Reisen, Arbeit, soziale Aktivitäten, und passt deinen Alltag an das an, was jetzt wieder möglich ist.

Rückschläge können auch hier vorkommen, zum Beispiel nach Infekten, Hormonumstellungen oder starken Stressphasen. In solchen Zeiten ist es normal, dass du vorübergehend in frühere Phasen zurückfällst und dein Programm wieder stärker anziehst.

Wie lange dauert es – und was ist realistisch?

Viele Betroffene erleben innerhalb der ersten sechs bis zwölf Monate eine deutliche Verbesserung ihrer Lebensqualität, wenn sie konsequent dranbleiben. Je länger deine HPU bereits unbehandelt war und je stärker dein System erschöpft ist, desto länger kann die Regeneration dauern.

Hilfreiche Orientierungsfragen:

- Spüre ich heute – im Vergleich zu vor drei oder sechs Monaten – mehr Stabilität in Energie, Verdauung und Psyche, auch wenn noch nicht alles „perfekt“ ist?
- Kann ich wieder Dinge tun, die vor einem halben Jahr undenkbar waren (zum Beispiel arbeiten, Auto fahren, mich mit Freunden treffen, Reisen)?

Wenn du hier deutlich „Ja“ sagen kannst, bist du auf dem richtigen Weg, selbst dann, wenn einzelne Laborwerte oder Symptome noch nicht im Wunschbereich liegen.

Deine persönliche Zieldefinition

Ein wichtiger Teil der HPU-Therapie ist, deine eigenen Ziele klar zu benennen. Nicht jede Therapie muss mit „perfekten“ Laborwerten oder völliger Symptomfreiheit enden – entscheidend ist, wie stabil du in deinem Alltag geworden ist.

Hilfreiche Zielkategorien:

- **Funktionsziele:** Was möchtest du wieder können? (zum Beispiel vier Stunden lang konzentriert arbeiten, ohne Crash; zwei- bis dreimal pro Woche spazieren gehen; angstfrei Auto fahren, symptomfrei essen)
- **Symptomziele:** Welche drei Symptome dürfen sich zuerst deutlich bessern, damit dein Alltag leichter wird?
- **Lebensziele:** Was möchtest du dir langfristig zurückerobern – Beruf, Hobbys, Reisen, Familie, Projekte?

Eine HPU-Therapie gilt nicht erst dann als erfolgreich, wenn alle Symptome weg sind, sondern dann, wenn du wieder ein verlässliches, selbstbestimmtes Leben führen kannst und das mit einem Stoffwechsel, der dich stabil durchs Leben trägt, statt dich täglich auszubremsen.

Lass uns starten! Zunächst brauchen wir eine Bestandsaufnahme.

KAPITEL 6

Die LEBEN-Methode – Säule 1: Labor

Was du wissen musst:

- Ziel der Diagnostik ist nicht, „alles zu messen, was geht", sondern gezielt die Werte zu bestimmen, die deine Therapie sinnvoll steuern.
- Laborwerte sind wichtige Wegweiser, aber keine Schulnoten für deinen Körper und kein Ersatz für dein eigenes Empfinden.
- Der HPU-Nachweis erfolgt über einen Urintest; Vorbereitung und Qualität des Labors spielen dabei eine große Rolle.
- Viele Standardwerte (zum Beispiel B6, Mineralstoffe, Schilddrüse) müssen bei HPU anders interpretiert werden und haben eigene „Wohlfühlbereiche".
- Vollblut-Messungen sind bei zentralen Mineralstoffen oft aussagekräftiger als reine Serumwerte, weil sie den längerfristigen Status zeigen.

Im ersten Teil des Buches haben wir gesehen, dass die HPU kein klar umrissenes Krankheitsbild ist, sondern vielmehr ein Zustand, in dem der Stoffwechsel gewaltig in Schieflage geraten ist. Im Folgenden zeige ich dir, wie du herausfinden kannst, ob du betroffen bist.

Nachweis einer HPU

Bei Labortests ist es wichtig, dass Qualitätsstandards eingehalten werden. Dazu sollte ein Labor eine Akkreditierung durchlaufen. Eine Akkreditierung bedeutet, dass ein Labor von einer offiziellen, unabhängigen Stelle (in

Deutschland zum Beispiel die DAkkS – Deutsche Akkreditierungsstelle) überprüft und bestätigt wurde.

Dabei wird kontrolliert,

- ob Geräte richtig kalibriert sind.
- ob Messverfahren zuverlässig funktionieren.
- ob Mitarbeitende qualifiziert sind.
- ob Ergebnisse reproduzierbar und fachlich korrekt sind.

Eine Akkreditierung zeigt also, dass ein Labor nachweislich zuverlässig, fachlich kompetent und standardisiert arbeitet.

Eine weitere Zertifizierung ist die Erfüllung der sogenannten ISO-Norm. ISO steht für die *International Organization for Standardisation* mit Sitz in Genf. Eine ISO-Zertifizierung bescheinigt, dass ein Labor bestimmte internationale Qualitätsstandards einhält. Ich arbeite mit dem akkreditierten und ISO-zertifizierten Anbieter für Heimtests *medivere* zusammen, der einen Pyrrole-Nachweis im Urin anbietet. Die Proben werden im Labor *Ganzimmun* in Mainz untersucht. HPU/KPU-Tests werden in mehreren akkreditierten und zertifizierten Laboren angeboten. Genutzt wird dafür der erste Morgenurin.

Ein Testergebnis kann beispielsweise so aussehen:

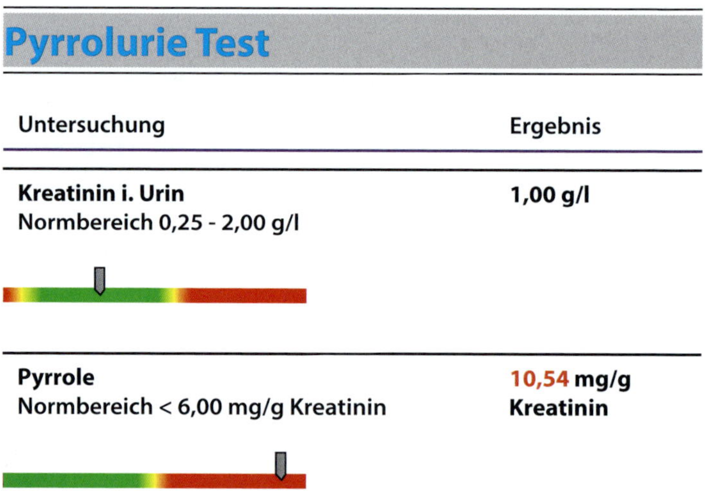

Pyrrolurie Test

Untersuchung	Ergebnis
Kreatinin i. Urin **Normbereich 0,25 - 2,00 g/l**	**1,00 g/l**
Pyrrole **Normbereich < 6,00 mg/g Kreatinin**	**10,54 mg/g Kreatinin**

Abb. 1

So interpretierst du das Testergebnis

Der erste gemessene Wert ist Kreatinin. Bei Urintests wird fast immer Kreatinin mitgemessen, weil es hilft, die Ergebnisse richtig einzuordnen. Das ist wichtig, weil Urin je nach Trinkmenge sehr unterschiedlich konzentriert sein kann. Wenn jemand viel trinkt, ist der Urin stark verdünnt – alle Stoffe erscheinen automatisch niedriger. Wenn jemand wenig trinkt, ist der Urin konzentriert – die Werte erscheinen höher.

Kreatinin ist dabei der ideale Vergleichswert, weil es gleichmäßig im Körper entsteht, es bei allen Menschen ungefähr in konstanter Menge ausgeschieden wird und kaum von Ernährung oder Tageszeit beeinflusst ist. Indem man die gemessenen Stoffe auf Kreatinin bezieht (zum Beispiel „pro Gramm Kreatinin"), kann man feststellen, wie viel eines Stoffes wirklich ausgeschieden wird – unabhängig davon, ob der Urin verdünnt oder konzentriert war. Auch wenn dein Kreatininwert im roten Bereich sein sollte, kann der Test noch ausgewertet werden. Ist eine Auswertung nicht möglich, wird dir das vom Labor mitgeteilt.

Der wichtige Testparameter ist der untere Wert, die Pyrrole im Urin. Sobald der Wert über 6 mg/g Kreatinin liegt, kannst du von einer erhöhten oxidativen Stressbelastung in deinem Stoffwechsel ausgehen. Hierbei ist es wichtig zu wissen, dass die Einnahme von Zink und Vitamin B6 den HPU-Test falsch negativ ausfallen lassen kann, da diese beiden Stoffe den Hämaufbau quasi reparieren können. Es wird daher empfohlen, mindestens vier Wochen vor dem Test auf die Zufuhr der beiden Mikronährstoffe durch Supplemente zu verzichten.

Praxistipp bei bestehender Supplementierung
Ich erlebe es häufig, dass sich Betroffene schon seit einiger Zeit genau mit diesen Mikronährstoffen „über Wasser halten". Sie haben Angst, gesundheitliche Rückschritte zu machen, wenn sie für längere Zeit auf Zink und B6 verzichten. In einem solchen Fall (und wenn HPU-typische Symptome vorliegen) rate ich, den HPU-Nachweis zu überspringen und direkt mit den weiteren Labortests fortzufahren. Denn die bestimmen letztendlich die Therapie, nicht der HPU-Nachweis.

Auch ein starker Vitamin-B6-Mangel kann dazu führen, dass ein HPU-Test zunächst negativ oder nur geringfügig positiv ausfällt, obwohl eine HPU vorliegt. Der Grund dafür liegt darin, dass B6 für den ersten Schritt der Häm-Synthese benötigt wird. Fehlt es stark, läuft dieser Stoffwechselweg so gedrosselt, dass kaum noch Vorstufen entstehen – und damit auch kaum Pyrrolverbindungen, die im Urin messbar wären. Beginnt eine Person jedoch B6 einzunehmen, kommt die Häm-Synthese wieder in Gang. Dabei entstehen erneut Zwischenprodukte, die bei einer HPU typischerweise instabil sind und vermehrt ausgeschieden werden. Erst dann tauchen ausreichend messbare Pyrrolverbindungen im Urin auf, sodass der Test positiv wird. Mit anderen Worten: Ein extrem niedriger B6-Status kann ein Stoffwechselproblem zunächst verdecken, und erst die B6-Zufuhr macht es sichtbar.

Daher ist es so wichtig im Hinterkopf zu behalten, ob die Symptome zur HPU passen und ob sie schon länger bestehen, wenn du deinen Test auswertest. Gerade bei einem knapp negativen oder grenzwertigen Testergebnis trotz langjähriger und starker HPU-typischer Symptome lohnt es sich, einen Blick auf das stoffwechselaktive Vitamin B6 zu werfen. Ein positiver Test deutet darauf hin, dass in deinem Stoffwechsel viel oxidativer Stress herrscht, er also ziemlich aus dem Gleichgewicht geraten ist. Mehr lässt sich aus dem Pyrrole-Test nicht ableiten.

Ich habe inzwischen zahlreiche weitere Laboranalysen von HPUlern gesehen und kann eins mit Sicherheit sagen: Nicht jeder hat einen B6-, Zink- und Manganmangel, wie man so oft im Zusammenhang mit der HPU liest. Deshalb ist es unerlässlich, nach einem positiven Pyrrolnachweis im Urin weitere Labortests durchzuführen. Sie zeigen uns, an welchen Stellen der Stoffwechsel Unterstützung braucht. Leider kennen sich viele Ärzte mit den Feinheiten, die die Labordiagnostik bei HPUlern erfordert, nicht aus. Daher ist es so wichtig, selbst gut informiert zu sein.

Vitamin B6 richtig messen

Du hast nun schon ein paar Mal von einem „funktionellen B6-Mangel" gelesen. Was ist das eigentlich und was bedeutet „funktionell"? Vitamin B6 ist anders als andere Mikronährstoffe. Der Begriff beschreibt nämlich keine einzelne Substanz, sondern ein Gemisch aus sechs Molekülen, die sich ineinander umwandeln können.

Die chemischen Varianten von Vitamin B6

- Pyridoxin
- Pyridoxal
- Pyridoxamin

sowie deren phosphorylierte Varianten:

- Pyridoxin-5-Phosphat
- Pyridoxal-5-Phosphat (P5P, die aktive Form)
- Pyridoxamin-5-Phosphat

Im menschlichen Stoffwechsel ist ausschließlich P5P (Pyridoxal-5-Phosphat), also die aktive Form von Vitamin B6, wirksam. Alle anderen Varianten (Pyridoxin, Pyridoxal, Pyridoxamin und ihre Phosphatformen) müssen zuerst in P5P umgewandelt werden, bevor sie als Cofaktor von Enzymen wirken können. Bei der HPU gibt es die Besonderheit, dass dieser Umwandlungsschritt, der von Magnesium, Kalium, Zink und Vitamin B2 abhängig ist, oft nicht mehr gut vollzogen werden kann.

Die Erfahrung hat gezeigt: Wird Vitamin B6 im Labor mit Standard-Methoden gemessen, zeigen sich bei Menschen mit HPU oft stark erhöhte Werte. Sehr präzise, bakterienbasierte Messungen zeigen jedoch in denselben Blutproben einen Vitamin B6-Mangel an. Ich nutze für diese Messung meist das Labor IMD Berlin. Sie wird aber auch von den Laboren Biovis und Lab4more angeboten.

Eine gute Versorgung mit funktionellem Vitamin B6 findet ab einem Wert von 30 µg/l statt (bezogen auf die bioaktive Messung beim Labor IMD Berlin).

Warum du Supplemente 24 Stunden vor der Blutabnahme pausieren solltest

Vor jeder Laborkontrolle solltest du deine Nahrungsergänzungsmittel für etwa 24 Stunden pausieren. Das gibt dem Körper genügend Zeit, akute Spiegel aus der Supplementierung abklingen zu lassen, sodass die Werte zeigen, wie gut du tatsächlich versorgt bist und nicht nur, was du kurz zuvor eingenommen hast. Achtung: Die Blutprobe muss innerhalb von 24 Stunden analysiert werden. Ich nutze dazu gerne den vom Labor IMD angebotenen kostenpflichtigen Kurierdienst (für Deutschland, Österreich und die Schweiz verfügbar).

Die Mineralstoffanalyse im Vollblut

Mineralstoffe wie Zink, Magnesium oder Selen sind wichtige Cofaktoren von enzymatischen Reaktionen im Stoffwechsel. Sind sie im Mangel, können viele Stoffwechselschritte nicht mehr optimal ablaufen.

Was du wissen musst (Vollblut vs. Serum):

- Serum zeigt nur, was im Blutplasma zirkuliert.
- Vollblut bezieht die Mineralstoffe in den Blutzellen mit ein und zeigt, ob die Mikronährstoffe den Zellen wirklich zur Verfügung stehen.
- Bei HPU sind Vollblut-Messungen für zentrale Mineralstoffe (zum Beispiel Zink und Magnesium) meist aussagekräftiger als reine Serumwerte.
- Normbereiche der Labore sind nicht automatisch „Wohlfühlbereiche" für HPU – daher arbeiten wir mit engeren Zielbereichen.

Warum Mineralstoffe im Vollblut gemessen werden sollten

Blut besteht grob aus zwei Fraktionen – dem Blutplasma und den Blutzellen. Als Blutplasma wird der flüssige Teil des Blutes bezeichnet. Er enthält Wasser, gelöste Nährstoffe, Hormone, Elektrolyte und Eiweiße und dient als Transportmedium für alles, was im Körper über das Blut weitergegeben wird. Im Gegensatz zum Blutserum sind im Blutplasma auch noch die Gerinnungsfaktoren enthalten.

Eine Vollblutmessung umfasst beides – Blutplasma und Blutzellen, also das gesamte, nicht geronnene Blut. Das ist entscheidend, weil viele Mineralstoffe überwiegend innerhalb der Zellen gespeichert oder genutzt werden. Eine reine Serum- oder Plasmamessung zeigt deshalb oft nur die „Spitze des Eisbergs" und kann ein falsches Bild vermitteln. Das Serum bleibt außerdem lange stabil, selbst wenn in den Zellen bereits ein deutlicher Mangel herrscht. Der Körper reguliert die Blutwerte nämlich sehr streng – auch auf Kosten der körpereigenen Speicher.

Die Vollblutmessung zeigt, wie gut die Zellen tatsächlich versorgt sind, und bildet den echten Funktionsstatus ab. Und genau der interessiert uns ja, weil wir herausfinden wollen, an welcher Stelle der Stoffwechsel Unterstützung braucht. Leider wird diese Messung nicht routinemäßig in Hausarztpraxen angewendet. Deshalb ist es so wichtig, dass du hier selbst gut informiert bist. Denn nur so kommst du an wirklich aussagekräftige Werte.

Mineralstoffe, bei denen die Vollblutmessung besonders wichtig ist

Nicht bei allen Mineralstoffen ist ein Vollblutmessung unbedingt nötig, aber bei vielen, die für HPUler wichtig sind. Dazu zählen:

1. Magnesium

Nur etwa ein Prozent des gesamten Magnesiums befindet sich im Serum. Deshalb kann ein normaler Serumwert bestehen, obwohl die Zellen deutlich unterversorgt sind. Eine Vollblutmessung ist hier deutlich aussagekräftiger.

2. Zink

Zink liegt größtenteils intrazellulär vor. Serumwerte schwanken stark durch Stress, Infekte oder Ernährung und spiegeln den tatsächlichen Status kaum wider. Vollblutwerte sind stabiler und zeigen den langfristigen Versorgungszustand.

3. Selen

Auch Selen wird überwiegend in den Zellen eingebaut. Serumwerte reagieren schnell auf einzelne Mahlzeiten oder akute Entzündungen. Auch hier zeigt das Vollblut besser, wie gut der Körper wirklich versorgt ist.

4. Mangan

Mangan ist fast vollständig zellulär gebunden. Eine Serum-Messung ist für die Beurteilung des Mangans praktisch nicht geeignet.

5. Chrom

Chrom findet sich überwiegend intrazellulär, aber nicht so ausgeprägt wie Magnesium oder Kalium.

Eine Vollblutmessung ist sinnvoll, wenn ein Mineralstoff überwiegend intrazellulär gespeichert ist oder der Serumwert durch äußere Faktoren zu stark schwankt. Besonders wichtig ist sie bei:

- Magnesium
- Zink
- Selen
- Mangan
- Chrom

Für diese Mineralstoffe zeigen die Werte im Vollblut deutlich genauer, wie die Versorgung *wirklich* aussieht.

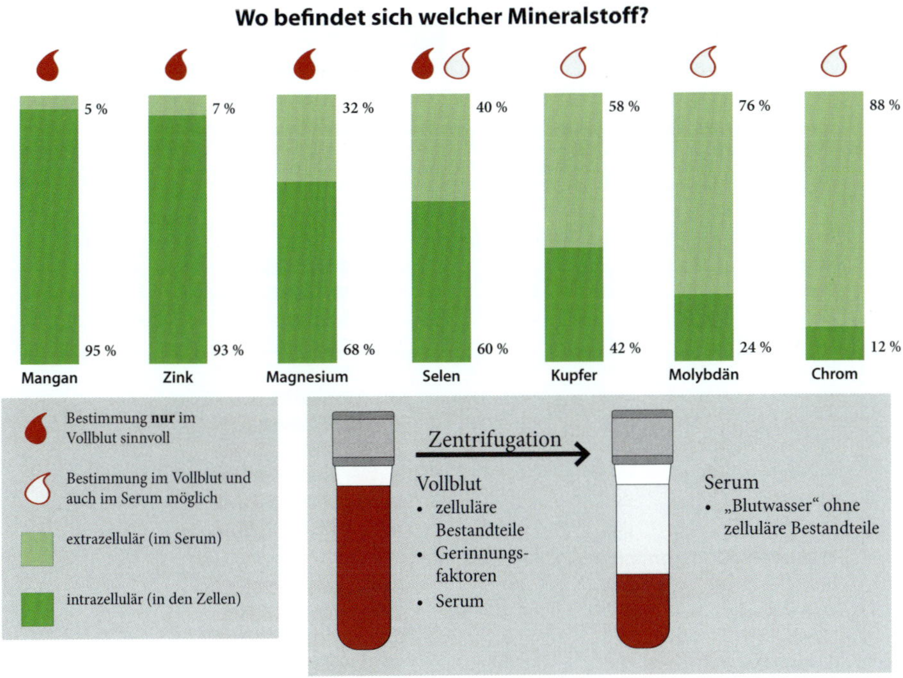

Abb. 2

Wo messen lassen?

Vollblutanalysen der Mineralstoffe bieten inzwischen viele Labore an. Ich nutze wie gesagt gerne die vom IMD Berlin, weil dort auch noch Schadstoffe mitgemessen werden. Das in der folgenden Abbildung aufgelistete Profil 11 + 4 erfasst die elf essenziellen Mineralstoffe Magnesium, Selen, Zink, Calcium, Natrium, Kalium, Phosphor, Chrom, Kupfer, Mangan und Molybdän sowie vier toxische Metalle – Blei, Cadmium, Nickel und Quecksilber. Hierbei ist es wichtig zu wissen, dass diese Messung nur momentan im Blut zirkulierende und damit jüngst erst aufgenommene Schadstoffe erfassen kann. Möglicherweise bereits im Körper eingelagerte Schadstoffe können damit nicht entdeckt werden. Dennoch ist diese Schadstoffmessung sehr hilfreich, um Expositionen und ihre möglichen Quellen ausfindig zu machen.

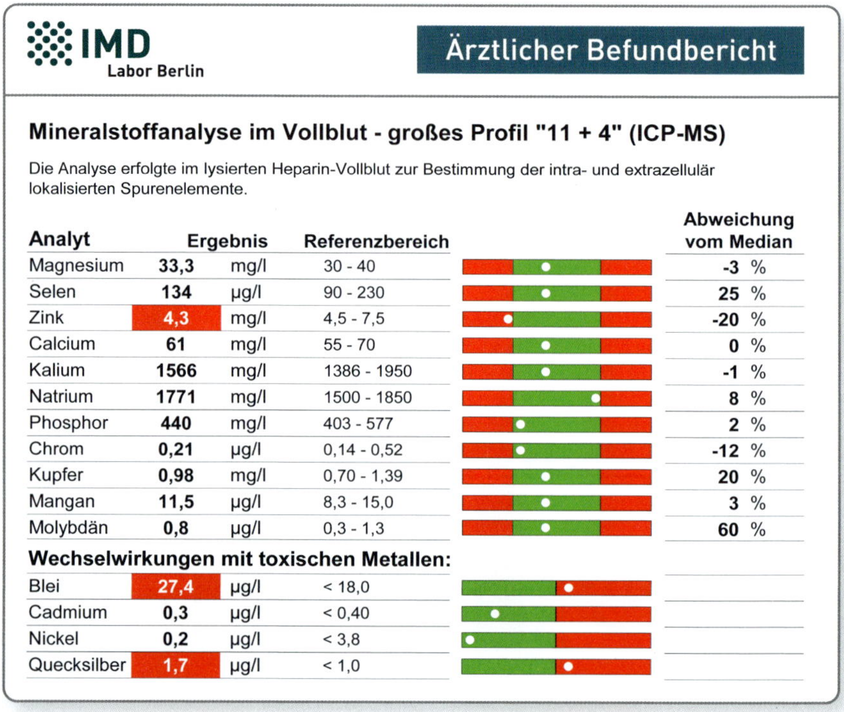

IMD Labor Berlin

Ärztlicher Befundbericht

Mineralstoffanalyse im Vollblut - großes Profil "11 + 4" (ICP-MS)

Die Analyse erfolgte im lysierten Heparin-Vollblut zur Bestimmung der intra- und extrazellulär lokalisierten Spurenelemente.

Analyt	Ergebnis		Referenzbereich	Abweichung vom Median
Magnesium	33,3	mg/l	30 - 40	-3 %
Selen	134	µg/l	90 - 230	25 %
Zink	4,3	mg/l	4,5 - 7,5	-20 %
Calcium	61	mg/l	55 - 70	0 %
Kalium	1566	mg/l	1386 - 1950	-1 %
Natrium	1771	mg/l	1500 - 1850	8 %
Phosphor	440	mg/l	403 - 577	2 %
Chrom	0,21	µg/l	0,14 - 0,52	-12 %
Kupfer	0,98	mg/l	0,70 - 1,39	20 %
Mangan	11,5	µg/l	8,3 - 15,0	3 %
Molybdän	0,8	µg/l	0,3 - 1,3	60 %
Wechselwirkungen mit toxischen Metallen:				
Blei	27,4	µg/l	< 18,0	
Cadmium	0,3	µg/l	< 0,40	
Nickel	0,2	µg/l	< 3,8	
Quecksilber	1,7	µg/l	< 1,0	

Abb. 3: Abbildung mit freundlicher Genehmigung des IMD Labor Berlin

Weitere wichtige Laborwerte

Ich halte weitere Laborwerte bei der Einschätzung des HPU-Stoffwechsels für sehr wichtig. Lass dich von der Menge bitte nicht abschrecken. Ich erkläre dir alles ganz genau und während des Lesens freust du dich einfach darauf, dass du das bald alles ganz selbstständig in die Hand nehmen kannst. Nach oft jahrelanger Ärzteodyssee ist das für die meisten HPUler ein sehr befreiendes Gefühl. Einmal reinfuchsen und dann für immer unabhängig sein – herrlich!

Diese Laborwerte schaue ich mir zusätzlich zur Mineralstoffanalyse auch immer an:

1. Ferritin = Eisenspeicher
2. CRP/hsCRP = zeigt Entzündungen im Körper an
3. Gesamteiweiß = spiegelt die Eiweißversorgung des Körpers wider
4. Schilddrüsenwerte: TSH, fT3, fT4 (und idealerweise auch rT3)
5. Schilddrüsenantikörper: MAK, TAK, TRACK = zeigen eine mögliche Autoimmunreaktion gegen die Schilddrüse an und liefern damit Hinweise auf Erkrankungen wie Hashimoto Thyreoiditis oder Morbus Basedow
6. 25-OH-Vitamin D = zeigt den Vitamin D-Status an
7. Homocystein = zeigt an, ob der Methylierungszyklus gut funktioniert. Der Methylierungszyklus ist die biochemische Schaltzentrale des Körpers – er entscheidet mit, wie Gene, Hormone, Neurotransmitter und Entgiftung funktionieren, und braucht dafür bestimmte B-Vitamine als Treibstoff.
8. Bor = unterstützt viele essenzielle Prozesse im Körper
9. Jod (im Urin!) = zeigt die Jodversorgung im Körper an

Man kann bei einer HPU noch weit mehr Werte messen, aber dieses Panel bietet meiner Erfahrung nach ein sehr gutes Kosten-Nutzen-Verhältnis und liefert zudem alle wichtigen Informationen für eine zielgerichtete Therapie.

– Ein Abnahmeset für diese Laborwerte (außer Jod) kann direkt hier bestellt werden: *https://imd-onlinelabor.de/hpu-start-abnahmeset*

– Jod als Heimurintest bekommt man hier: *https://andyoushop.de/products/jod_im_urin*

– Bei Menschen mit starken Verdauungsproblemen würde ich auch gleich zu Beginn noch einen Stuhltest mit den wichtigsten Darmparametern ergänzen, wie zum Beispiel diesen: *https://andyoushop.de/products/darmtest*

Die weiteren wichtigen Laborwerte im Detail

Viele Menschen fühlen sich bei Laborwerten schnell überfordert. Deshalb erkläre ich dir hier genau, was sie aussagen. Der folgende Abschnitt führt dich Schritt für Schritt durch die wichtigsten Werte, damit du sie einordnen kannst und genau weißt, was sie über deinen Körper verraten.

1. Ferritin = Eisenspeicher

Ferritin ist das Speicherprotein für Eisen. Es befindet sich in Leber, Milz sowie im Knochenmark und zirkuliert in kleinen Mengen im Blut. Da Ferritin die verfügbare Eisenmenge im Körper widerspiegelt, eignet es sich deutlich besser zur Beurteilung der Eisenspeicher als der Eisenwert im Serum, der stark schwanken kann und nur die momentane Situation zeigt. Ein niedriger Ferritinwert weist zuverlässig auf leere oder reduzierte Eisenspeicher hin, während ein erhöhter Wert auf Speicherfüllung oder Entzündung hindeuten kann. Erfahrungsgemäß schlägt eine HPU-Therapie dann langsamer an, wenn der Ferritinwert sehr niedrig ist.

Typische Referenzwerte – die Referenzbereiche können je nach Labor leicht variieren, typischerweise gelten:

- Frauen: ca. 15–150 µg/l (ng/ml)
- Männer: ca. 30–300 µg/l (ng/ml)

Für eine optimale Versorgung streben wir einen Ferritinwert zwischen 70 und 100 µg/l an. Da Ferritin auch bei einer akuten Entzündung ansteigen kann, messen wir den Wert immer in Kombination mit dem CRP-Wert.

2. CRP/hsCRP = zeigt Entzündungen im Körper an

CRP (C-reaktives Protein) ist ein Eiweiß, das die Leber bildet, sobald im Körper eine akute Entzündung entsteht. Es steigt oft schon innerhalb weniger Stunden an und reagiert deutlich sensibler als viele andere Entzündungsmarker. Weil CRP schnell und zuverlässig auf Infektionen, Gewebeschäden oder entzündliche Prozesse reagiert, gilt es als wichtiger Standardwert, um Entzündungen zu erkennen oder ihren Verlauf zu beobachten.

Typische Referenzwerte:

- unter 5 mg/l: gilt in vielen Laboren als unauffällig, wir HPUler streben einen Wert unter 1 mg/l an
- 5–10 mg/l: leicht erhöht
- über 10 mg/l: Hinweis auf akute Entzündung
- über 50 mg/l: deutliche Entzündung, oft bakteriell
- über 100 mg/l: schwere Infektion oder ausgeprägter Entzündungsprozess

Eine empfindlichere Alternative zum CRP ist der hsCRP (*high sensitive CRP*). Dieser Wert zeigt auch leichte bzw. sogenannte chronisch stille Entzündungen an.

3. Gesamteiweiß = spiegelt die Eiweißversorgung des Körpers wider

Das Gesamteiweiß im Blut gibt an, wie viele Proteine im Blutserum insgesamt vorhanden sind. Da der Wert schnell einen Überblick über die gesamte Proteinversorgung und -verteilung liefert, gehört er zu den Basisparametern der Labordiagnostik.

Typische Referenzwerte:

- 62–85 g/l bzw. 6,2–8,5 g/dl

Gute Werte beginnen bei 70 g/l bzw. 7 g/dl. Wir HPUler streben eine optimale Versorgung mit Eiweiß, den Bausteinen des Stoffwechsels, und damit Werte von 73 bis 76 g/l bzw. 7,3 bis 7,6 g/dl an.

4. Schilddrüsenwerte

a. TSH

TSH ist das Steuerhormon der Hirnanhangdrüse. Es reguliert, wie viel Schilddrüsenhormon produziert wird. Ein hoher TSH-Wert deutet meist darauf hin, dass die Schilddrüse mehr arbeiten muss und ist damit ein Hinweis auf eine Schilddrüsenunterfunktion. Ein sehr niedriger Wert verweist eher auf eine Überfunktion. Ältere Menschen haben tendenziell einen höheren TSH-Wert als jüngere.

Typische Referenzwerte:

- 0,4–4,0 mIU/l

Für die meisten HPUler sind Werte zwischen 0,5 und 1,5 mIU/l „funktionell optimal“. Der TSH-Wert allein reicht nicht aus, um zu beurteilen, wie gut deine Schilddrüse arbeitet. Dazu brauchen wir auch die freien Schilddrüsenhormone.

b. fT4 (freies Thyroxin)

fT4 ist das Speicher- und Ausgangshormon der Schilddrüse. Es zeigt, wie viel Hormon tatsächlich im Blut verfügbar ist. Niedrige Werte können auf eine Unterfunktion hinweisen, hohe Werte auf eine Überfunktion. T4 wird ausschließlich in der Schilddrüse gebildet.

Typische Referenzwerte:

- 0,8–1,8 ng/dl

Die meisten HPUler fühlen sich mit einem Wert > 1,4 ng/dl wohl.

c. fT3 (freies Trijodthyronin)

fT3 ist das aktive Schilddrüsenhormon, das direkt in den Zellen wirkt. Wenn unser Körper ein Motor wäre, wäre fT3 das Benzin, das die Zellen am Arbeiten hält. Es entsteht aus fT4 überwiegend in Leber, Niere und Darm. Ein niedriger fT3-Wert bei normalem fT4-Wert weist oft auf eine Umwandlungsstörung hin, nicht zwingend auf eine klassische Unterfunktion. Sowohl eine Umwandlungsstörung als auch eine Unterfunktion kommen bei HPUlern häufig vor.

Typische Referenzwerte:

- 2,0–4,4 pg/ml

Die meisten HPUler fühlen sich mit einem Wert > 3,3 pg/ml wohl.

d. rT3 (Reverse T3)

rT3 ist eine inaktive Variante von T3 oder einfach die T3-Bremse. Der Körper bildet es vor allem bei Stress und Krankheit. Ein erhöhtes rT3 kann anzeigen, dass der Körper T4 inaktiviert statt aktiviert – eine typische

Reaktion bei Stress. Dieser Wert ist kein Standardwert und man sucht ihn auch in vielen Laboren vergeblich. Ich habe ihn der Vollständigkeit halber mit aufgeführt. Ich würde ihn immer dann messen lassen, wenn die Empfindung eines HPUlers nicht zu seinen Laborwerten passt, also zum Beispiel genügend fT3 gemessen wird, sich der HPUler aber trotzdem immer antriebslos und schlapp fühlt und etwa ständig friert. Dann kann es sein, dass zu viel rT3 im System ist, welches das fT3 funktionsunfähig macht.

Typische Referenzwerte:

- ca. 10–24 ng/dl (Hängt vom Labor und der verwendeten Messeinheit ab; Referenzwerte beim Labor IMD Berlin: 110–264 pg/ml)

5. Schilddrüsenantikörper: MAK, TAK, TRACK

Bei manchen Menschen mit HPU erkennt das Immunsystem harmlose Strukturen der Schilddrüse fälschlicherweise als Bedrohung und greift sie an – wie ein überempfindlicher Alarm, der unnötig losschlägt. Das stört die Hormonproduktion und kann zu Autoimmunerkrankungen führen. MAK, TAK und TRAK sind drei solcher Fehlalarme, die jeweils verschiedene Teile der Schilddrüse betreffen und genau zeigen, welche Art der Autoimmunreaktion aktiv ist.

a. MAK (TPO-Antikörper, früher auch TMAK)

- **Was wird gemessen?**
  Antikörper gegen das Enzym Thyreoperoxidase (TPO), das für die Hormonproduktion wichtig ist.
- **Referenzwert:**
  meist < 34 IU/ml (je nach Labor leicht unterschiedlich)
- **Was bedeutet ein erhöhter Wert?**
  Erhöhte MAK sind typisch für Hashimoto-Thyreoiditis, können aber auch bei Morbus Basedow vorkommen. Hohe Werte zeigen eine aktive autoimmune (also gegen den eigenen Körper gerichtete) Entzündungsreaktion an.

b. TAK (Thyreoglobulin-Antikörper, Tg-AK)

- **Was wird gemessen?**
  Antikörper gegen Thyreoglobulin, ein Eiweiß, das als Vorstufe für T3 und T4 dient.
- **Referenzwert:**
  meist < 115 IU/ml (laborabhängig)
- **Was bedeutet ein erhöhter Wert?**
  Erhöhte TAK sprechen ebenfalls häufig für Hashimoto-Thyreoiditis. Sie können zusätzlich bei Schilddrüsenknoten oder nach Verletzungen des Schilddrüsengewebes ansteigen.

c. TRAK (TSH-Rezeptor-Antikörper)

- **Was wird gemessen?**
  Antikörper gegen den TSH-Rezeptor der Schilddrüsenzellen.
- Referenzwert:
  meist < 1,75 IU/l (manche Labore < 1,0 IU/l)
- **Was bedeutet ein erhöhter Wert?**
  Erhöhte TRAK sind ein typisches Zeichen für Morbus Basedow und führen zu einer Überstimulation der Schilddrüse. Hohe Werte sprechen für eine aktive Autoimmunüberfunktion.

Was tun bei erhöhten Schilddrüsen-Antikörpern?

Wenn erhöhte Schilddrüsenantikörper bei dir festgestellt werden, ist es ratsam, die Schilddrüse von einem Endokrinologen mit einem Ultraschallgerät untersuchen zu lassen. Ein Endokrinologe kann im Ultraschall sehr gut erkennen, wie die Schilddrüse aufgebaut ist und auch, ob sie typische Veränderungen zeigt, die zu Hashimoto oder Morbus Basedow passen.

Hashimoto:

- Die Schilddrüse wirkt im Ultraschall dunkler und „fleckig“, wenn das Gewebe entzündet ist.
- Man sieht oft eine unruhige, körnige Struktur.
- Die Schilddrüse kann vergrößert oder verkleinert sein – je nach Stadium.
- Meist ist die Durchblutung normal oder reduziert.

Morbus Basedow:

- Die Schilddrüse ist häufig vergrößert.
- Das Gewebe sieht eher gleichmäßig und hell aus.
- Ein typisches Zeichen ist die sehr starke Durchblutung – im Doppler-Ultraschall wirkt das wie ein „Feuerwerk" oder „Flammenzeichen".

Wichtig: Hashimoto und Morbus Basedow sind *keine* Erkrankungen der Schilddrüse. Sie sind Erkrankungen des Immunsystems, das die Schilddrüse dann für etwas hält, das man unbedingt bekämpfen muss. Es ist wichtig, dies im Hinterkopf zu behalten, denn ein fehlgesteuertes Immunsystem kann leicht auch andere autoimmune Reaktionen durchführen, wenn es nicht richtig eingestellt wird.

- **MAK und TAK:** typisch bei Hashimoto, Hinweis auf autoimmune Entzündung
- **TRAK:** typisch bei Morbus Basedow, Hinweis auf eine autoimmune Überfunktion

6. 25-OH-Vitamin D

Vitamin D lässt sich gut mit einem „Energiemanager" des Körpers vergleichen, der dafür sorgt, dass Knochen, Immunsystem und Hormone zuverlässig funktionieren. Der gemessene Wert 25-OH-Vitamin D zeigt an, wie gut die körpereigenen Speicher gefüllt sind. Er ist die stabile Depotform des Vitamins und gibt daher den zuverlässigsten Überblick über die Versorgungslage.

25-OH-Vitamin D wird in der Leber gebildet und dient als Ausgangsstoff für die aktive Form (1,25-OH-Vitamin D), die später in den Zellen wirkt. Ein zu niedriger Wert kann auf eine unzureichende Sonnenexposition, Probleme in der Leberumwandlung, geringe Aufnahme im Darm oder einen erhöhten Verbrauch hinweisen. Zu hohe Werte sind zwar selten, treten aber vor allem bei übermäßiger Supplementierung auf.

Der Referenzbereich für eine ausreichende Versorgung an 25-OH-Vitamin D liegt bei Werten von 50 bis 175 nmol/l (ca. 20–70 ng/ml).

Referenzbereiche und Interpretation der meisten Labore:

- Optimale Versorgung: 75–175 nmol/l (ca. 30–70 ng/ml)
- Suboptimale Versorgung: 30 bis unter 75 nmol/l (ca. 12-< 30 ng/ml)
- Mangel: < 30 nmol/l (ca. 12 ng/ml)

Die meisten HPUler fühlen sich mit Werten zwischen 125–150 nmol/l (50–60 ng/l) am wohlsten

Tipp: Für die Umrechnung von nmol/l in ng/ml teilt man den nmol/l-Wert durch 2,5.

7. Homocystein

Der Homocysteinwert zeigt, wie gut dein Körper im sogenannten Methylierungsstoffwechsel arbeitet. Das ist ein Stoffwechselweg, bei dem unter anderem Markierungsmoleküle für den gesamten Stoffwechsel und für Gene entstehen. Der Körper kann damit bestimmte Gene markieren, die an- und abgeschaltet werden sollen und zum Beispiel auch Histamin, das abgebaut werden soll.

Homocystein entsteht als Zwischenprodukt beim Abbau von Methionin und wird anschließend mithilfe von B-Vitaminen (B6, B12, Folat) weiterverarbeitet. Ist dieser Stoffwechsel überlastet oder fehlen die notwendigen Nährstoffe, steigt Homocystein im Blut an. Ein erhöhter Wert gilt als Hinweis auf oxidativen Stress, Entzündungsneigung und ein erhöhtes Risiko für Gefäßschäden, weil Homocystein die Blutgefäße reizen kann. Ein guter Wert zeigt dagegen, dass die Methylierung stabil läuft und die Zellen ausreichend versorgt sind.

Die Grenzwerte variieren leicht, typischerweise gelten:

- < 10 µmol/l: optimal
- 10–15 µmol/l: grenzwertig / leicht erhöht
- > 15 µmol/l: erhöht (klinisch relevant)
- > 30 µmol/l: stark erhöht, deutlicher Therapiebedarf

Viele funktionelle Mediziner sehen einen Wert < 8 µmol/l als ideal. Diese Ansicht teile ich. Allerdings möchte ich noch einen Referenzwert ergänzen, der in deutschen Laboren nicht angegeben wird. Hier gibt es keinen unteren Grenzwert für Homocystein. Homocystein ist der Ausgangsstoff für unsere Hauptentgiftungssubstanz Glutathion und zahlreiche weitere wichtige Stoffe. Zu niedrige Werte limitieren die Ausgangssubstanz für Glutathion und resultieren oft aus einem Proteinmangel (den kannst du am Wert Gesamteiweiß ableiten). Der Wert sollte daher nicht unter 6 µmol/l liegen.

Wichtige Fallstricke bei der Messung von Homocystein

Homocystein ist ein sehr empfindlicher Laborwert. Ohne korrekte Handhabung steigt der Wert künstlich an, weil Homocystein in der Blutprobe weiter gebildet wird. Deshalb solltest du in deiner Arztpraxis fragen, ob die Mitarbeiter mit dem besonderen Prozedere bei der Abnahme von Homocystein vertraut sind.

a. Die Vene sollte nicht zu lange gestaut sein
Wenn du am Tag der Blutabnahme mehrere Röhrchen füllen möchtest, starte mit dem Homocysteinröhrchen. Denn je länger die Vene gestaut wird, desto höher fällt der Homocysteinwert (künstlich) aus.

b. Das Blut muss nach der Abnahme schnell verarbeitet werden
Nach der Blutentnahme setzt sich Homocystein aus den Zellen frei. Wenn das Röhrchen zu lange bei Raumtemperatur liegt, kann der Wert falsch erhöht erscheinen. Das Blut sollte also so schnell wie möglich zentrifugiert und die Probe sollte gekühlt transportiert werden.

c. Nicht jedes Röhrchen ist geeignet
Für die Bestimmung von Homocystein nimmt man meist EDTA-Plasma. Hierfür gibt es spezielle Röhrchen, in denen das Blut „stabilisiert" wird, sodass sich der Homocysteinwert nach der Abnahme nicht weiter erhöht. In Serumröhrchen ist das anders. Bleibt das Blut dort zu lange stehen, produzieren die Blutzellen weiterhin Homocystein. Der gemessene Wert steigt dann künstlich an – obwohl er im Körper gar nicht so hoch war. Das kann zu falsch erhöhten Ergebnissen führen.

Damit das nicht passiert, müsste die Arztpraxis das Blut sofort zentrifugieren. Dabei wird das Blut in einer Zentrifuge geschleudert, sodass sich die festen Blutbestandteile von der Flüssigkeit trennen. Erst dann bleibt der Homocysteinwert stabil. Hat eine Praxis keine Zentrifuge oder trennt das Blut nicht zeitnah, ist EDTA-Plasma deshalb die sicherere und genauere Wahl für die Homocysteinmessung.

d. Transportzeit und Temperatur sind entscheidend
Wird die Probe ungekühlt verschickt, kann der Wert um mehrere µmol/l steigen, ohne dass der Patient tatsächlich erhöhte Werte hat. Deshalb ist es wichtig, die Proben kühl zu halten, sie nicht über das Wochenende zu verschicken und zeitnah analysieren zu lassen.

Tipp: Ich nutze dazu gerne den Kurierdienst vom Labor IMD Berlin, der dafür sorgt, dass die Proben gekühlt und schnell ins Labor gelangen. Er ist für Deutschland, Österreich und die Schweiz gegen eine Gebühr zubuchbar.

8. Bor

Bor steht in keiner Nährstofftabelle mit offiziellen Angaben zum Tagesbedarf, gilt offiziell als „nicht essenziell", und wird deshalb in der Nahrungsergänzung fast immer ignoriert. Dabei zeigt die Forschung zunehmend, dass Bor im Hintergrund an erstaunlich vielen Prozessen beteiligt ist.

Wofür Bor wichtig ist:

- **Hormone regulieren:** Bor beeinflusst, wie schnell der Körper Östrogen, Testosteron und Vitamin D abbaut. Ohne ausreichend Bor werden diese Hormone schneller inaktiviert – der Spiegel sinkt, obwohl die Produktion eigentlich stimmt.
- **Vitamin D aktivieren:** Bor ist daran beteiligt, Vitamin D in seine aktive Form umzuwandeln. Wer trotz Supplementierung schlechte Vitamin D-Werte hat, übersieht Bor oft als möglichen Faktor.
- **Magnesium im Körper halten:** Bor reduziert die Ausscheidung von Magnesium über den Urin. Ein Magnesiummangel kann also auch ein Bor-Problem sein.
- **Knochen und Gelenke:** Bor unterstützt den Einbau von Kalzium und Magnesium ins Knochengewebe.

Weil es keine klassische Mangelkrankheit mit klar definiertem Bild gibt – die Auswirkungen sind schleichend und diffus – wird die Bedeutung von Bor oft unterschätzt. Müdigkeit, schlechte Hormonwerte, Vitamin D-Resistenz, Gelenkbeschwerden – das klingt nach vielem. Nur selten nach Bormangel.

Typischer Referenzwert:

- 110–140 µg/l

9. Jod (im Urin)

Jod ist ein zentraler Baustein der Schilddrüsenhormone. Doch nicht nur dafür brauchen wir es. Auch Brust, Gebärmutter und Prostata sind auf Jod angewiesen, um gesund zu bleiben. Der Körper speichert es kaum und scheidet überschüssiges Jod sehr rasch wieder aus. Daher ist die Messung im Urin der zuverlässigste Weg, um die tatsächliche Jodversorgung zu beurteilen. Der Blutwert schwankt zu stark, um eine valide Aussage über die Jodversorgung zu liefern.

Noch genauer wäre ein „Jodsättigungstest“, bei dem man große Mengen Jod einnimmt und dann über 24 Stunden misst, was davon wieder ausgeschieden wird. Da aber viele HPUler große Mengen Jod auf einmal nicht gut vertragen, rate ich zum Morgenurintest. Wie bei den meisten Urintests finden wir auch hier wieder Kreatinin als Bezugsgröße bzw. als Marker dafür, wie verdünnt oder konzentriert der Urin war.

Typischer Referenzwert:

- Werte zwischen 100 und 200 µg/g Kreatinin zeigen eine gute Jodversorgung an.

Untersuchung	Ergebnis	Einheit	Vorwert	Referenzbereich/ Nachweisgrenze
Klinische Chemie				
Kreatinin i. Urin (Jaffé)	1,00	g/l		0,25 - 2,00
Mikronährstoffe				
Iod i. Urin	88,0	µg/g Kreatinin		100 - 200

Bitte beachten Sie den angepassten Normbereich
Iod/Kreatinin Verhältnis (µg/g) Iodversorgung
< 25 Schwerer Iodmangel
25 - 50 Moderater Iodmangel
50 - 100 Leichter Iodmangel
100 - 200 Adäquate Iodversorgung
200 - 300 Risiko einer Iod induzierten Hyperthyreose bei empfindlichen Gruppen
> 300 Risiko einer Iod induzierten Hyperthyreose

Thomas, L. (2020) Labor und Diagnose. Online verfügbar unter https://www.labor-und-diagnose.de/ (Letzter Zugriff am 02.03.2023)

Abb. 4

Wenn man versteht, was die einzelnen Werte aussagen, wird aus einem verwirrenden Laborbogen ein klares Bild. Hier noch einmal im Überblick: Ferritin zeigt deinen Eisenspeicher an, CRP/hsCRP deinen Entzündungsstatus, das Gesamteiweiß deine Eiweißversorgung. Die Schilddrüsenwerte erzählen, wie gut dein innerer Motor läuft. Vitamin D gibt Hinweise auf Immunfunktion und Energie. Homocystein zeigt dir, ob dein Methylierungszyklus rund läuft oder blockiert ist, und Jod im Urin verrät, ob du einen essenziellen Baustein ausreichend bekommst.

Je besser du deine Werte verstehst, desto besser kannst du deinen Körper unterstützen. Die Tabelle rechts kannst du nutzen, um dir einen Überblick über deine Laborwerte zu verschaffen.

Die übrigen Mineralstoffe in der Mineralstoffanalyse sind für unser Vorgehen nicht interessant. Wir vernachlässigen sie deshalb an dieser Stelle.

Laborwerte bei Kindern

Bisher bieten die Labore, die ich gerne nutze, keine Referenzwerte für Kinder an. Die Einordnung der Werte wird also immer auf die Referenzwerte von Erwachsenen bezogen. Doch diese stimmen nicht immer mit denen von Kindern überein. Zink, Selen und Ferritin sind im Vergleich zu Erwachsenen meist deutlich niedriger und sollten meiner Meinung nach auch nicht auf Erwachsenenwerte hochgetrieben werden. Mangan und der TSH-Wert sind meist etwas höher als bei Erwachsenen.

Alle Laborwerte sind Momentaufnahmen

Bei der Interpretation von Laborwerten sollte man im Hinterkopf behalten, dass wir uns der „Wahrheit", nämlich der tatsächlichen Versorgung der Körperzellen und Gewebe mit Mikronährstoffen, immer nur annähern können. Bei Blutuntersuchungen messen wir, wie gut die Blutzellen mit Mikronährstoffen versorgt sind, nicht die Körperzellen. Und bei Urintests sehen wir immer nur das, was mit diesem einen Urin ausgeschieden wurde.

Laborwert	Wohlfühlbereich bei HPU	Mein Wert	Braucht Aufmerksamkeit: Ja	Braucht Aufmerksamkeit: Nein
Vitamin B6 (bioaktiv, bakterienbasiert gemessen)	> 30 µg/l			
Magnesium	Mindestens mittig			
Selen	Mindestens mittig			
Zink	Mindestens mittig			
Chrom	Mindestens mittig			
Kupfer	Mindestens mittig			
Mangan	Mindestens mittig			
Molybdän	Mindestens mittig			
Ferritin	70–100 ng/ml			
hsCRP	< 1 mg/l			
Gesamteiweiß	7,3–7,6 g/dl			
TSH	0,5–1,5 mIU/l			
fT3	> 3,3 pg/ml			
fT4	> 1,4 ng/dl			
rT3	110–264 pg/ml			
25-OH-Vitamin D	75–175 nmol/l (ca. 30–70 ng/ml)			
Homocystein	6–8 µmol/l			
Bor	110–140 µg/l			
Jod (im Urin)	100–200 µg/g			

Oft beobachte ich, dass es HPUlern bereits deutlich besser geht, bevor die Blutwerte in einen guten Bereich kommen. Laborwerte sind wichtig, aber sie sollten immer im Zusammenhang mit deinem Befinden betrachtet werden. Sei dir also bitte immer bewusst, dass Laborwerte nur Orientierungspunkte sind, nicht in Stein gemeißelte Wahrheiten. Ziel der

Mikronährstofftherapie ist es, sowohl dich als auch deinen Stoffwechsel zu stabilisieren.

Ich verrate dir ein Geheimnis: Ich habe meist einen Ferritinwert unter 50 ng/ml und fühle mich trotzdem wieder stabil, energievoll und belastbar. Alles ist möglich! Das Ziel ist, dass es dir wieder gut geht, und kein perfektes Laborblatt.

Zusätzliche Laborwerte

Wer so viele und so vielfältige Symptome wie die meisten HPUler hat, kommt schnell in Versuchung, unzählige Parameter messen zu lassen. Zum Beispiel Cortisolwerte, weitere B-Vitamine, Dünndarmfehlbesiedlung (SIBO), Aminosäuren, Histamin-Intoleranz-Parameter, Aktivität der Mitochondrien, Mastzellaktivierungssyndrom, …

In Einzelfällen kann das sinnvoll sein. An der LEBEN-Methode, die ich in diesem Buch vorstelle, ändern diese zusätzlichen Laborwerte jedoch nichts. Sie sind also „nice to have", aber nicht notwendig (und oft kostenintensiv). Die LEBEN-Methode unterstützt dich bei all diesen möglicherweise entgleisten Laborwerten, von denen ich annehme, dass sie bei den allermeisten HPUlern mehr oder weniger aus dem Gleichgewicht geraten sind. Denn das ist eine logische Folge der HPU.

Wann zusätzliche Labortests ausnahmsweise sinnvoll sind

Das kommt sehr selten vor, aber wenn deine Symptome so stark sind, dass du die Mikronährstoffe der HPU-Therapie gar nicht einnehmen oder die Ernährungsumstellung nicht durchführen kannst, dann sind weitere Labortests sinnvoll; allen voran ein Test auf das Mastzellaktivierungssyndrom (MCAS), denn wenn ein MCAS vorliegt, müssen oft zuerst die Mastzellen stabilisiert werden, bevor mit der eigentlichen HPU-Therapie begonnen werden kann. Mastzellstabilisatoren sind meist verschreibungspflichte Medikamente. Viele Betroffenen haben jedoch auch gute Erfahrungen mit der körpereigenen Substanz PEA (Palmitoylethanolamid) gemacht.

Ob MCAS ein Thema für dich sein könnte, kannst du zum Beispiel mit dem Fragebogen der Universität Bonn überprüfen.

Beim Labor IMD findest du ein entsprechendes Laborpanel dazu:

Alles hängt mit allem zusammen

Wenn mir eines klar geworden ist in den letzten Jahren, in denen ich mich intensiv mit der HPU beschäftigt habe, ist es Folgendes: Alles hängt mit allem zusammen, und die Basis für alles ist ein stabiler Stoffwechsel. Deshalb ist es zu Beginn gar nicht nötig, alle Symptome einzeln anzugehen. Wir brauchen keinen Nachweis darüber, dass dein Cortisolspiegel aus dem Gleichgewicht geraten ist. Das ist sehr wahrscheinlich der Fall, weil du mit einer unbehandelten HPU dauerhaft unter Stress stehst. Gleiches gilt für den Darm. Die allermeisten unbehandelten HPUler weisen entzündliche Prozesse an ihrer Darmschleimhaut auf. Wir nennen dieses Phänomen einen „Leaky Gut“, also wörtlich übersetzt einen „löchrigen Darm“. Mit so einem Darm können zum einen Nährstoffe nicht mehr effizient aufgenommen werden (was Mikronährstoffmängel verstärkt) und zum anderen können Stoffe in die Blutbahnen gelangen, die dort eigentlich gar nicht hingehören. Diese wiederum reizen das Immunsystem ständig, was zu Überreaktionen und am Ende zur Entstehung von Autoimmunreaktionen wie bei Hashimoto oder Morbus Basedow führen kann.

Auch eine Histamin-Intoleranz, die sehr häufig bei einer HPU vorkommt, kann mit einem Leaky Gut zusammenhängen. In der Darmschleimhaut wird das Enzym gebildet, das Histamin im Darm abbaut, die DAO (Diaminooxidase). Ist die Darmschleimhaut entzündet oder ist der pH-Wert im Darm zu hoch, kann auch die DAO nicht mehr ausreichend produziert werden bzw. arbeiten. In der Folge können Schwierigkeiten beim Histaminabbau im ganzen Stoffwechsel entstehen. Hier kommt dann noch die Schilddrüse mit ins Boot. Im Folgenden zeige ich dir, wie sie mit einer Histamin-Abbaustörung verknüpft ist.

Wie Histamin, Mastzellen und die Schilddrüse zusammenhängen

Wenn wir über Histamin sprechen, denken viele zuerst an Nahrungsmittel oder Allergien. Doch der eigentliche Schlüssel liegt viel tiefer im Körper – in einer speziellen Immunzelle, der Mastzelle. Sie funktioniert wie ein winziger Speicher, der bei Bedarf verschiedene Botenstoffe freisetzt. Histamin ist nur einer davon.

Mastzellen liegen an den „Grenzflächen“ unseres Körpers nach außen an, also dort, wo wir besonders geschützt sein müssen. Zum Beispiel:

- im Darm
- in der Lunge
- unter der Haut
- in der Nasenschleimhaut

In ihren kleinen „Speichergranula“ tragen sie eine ganze Sammlung an Substanzen, die der Körper im Notfall sehr schnell braucht. Dazu gehören:

- Histamin
- Tryptase
- Heparin
- Prostaglandine
- Leukotriene
- verschiedene Zytokine
- und sogar das aktive Schilddrüsenhormon T3

All diese Stoffe wirken wie Signale, die sagen: „Gefahr erkannt, der Körper muss reagieren.“

Normalerweise geben Mastzellen ihre gespeicherten Stoffe nur dann frei, wenn sie ein echtes Problem erkennen, zum Beispiel eine Infektion, eine körperliche Verletzung, extreme Hitze oder Kälte oder auch starken Stress. In solchen Momenten müssen die Zellen schnell reagieren. Sie setzen Histamin frei, weiten dadurch die Gefäße, aktivieren das Immunsystem und sorgen dafür, dass Abwehrzellen an den richtigen Ort gelangen. Für akute Situationen ist das ein lebenswichtiges System.

Bei HPU reagiert das Nervensystem empfindlicher und der Körper steht oft unter innerem Stress. Das kann dazu führen, dass Mastzellen schneller gereizt werden und häufiger ihren Inhalt ausschütten, obwohl kein echter Notfall vorliegt.

Etwas weniger bekannt, aber wissenschaftlich gut beschrieben ist, dass Mastzellen neben Histamin auch das aktive Schilddrüsenhormon T3 speichern. Du weißt ja bereits, dass T3 ein wichtiger Regulator für die Energieproduktion des Körpers ist. Mastzellen sind eine Art T3-Reservebank. Sie geben T3 vor allem dann frei, wenn der Körper einen schnellen Energieschub oder eine starke Immunreaktion braucht. Zum Beispiel:

- bei akuten Infektionen
- bei körperlichem Schock oder großer Stressbelastung
- bei allergischen Reaktionen

Das ist sinnvoll, weil T3 das Immunsystem ankurbelt und den Stoffwechsel kurzzeitig steigert. Aber es führt auch dazu, dass gleichzeitig Histamin in großen Mengen freigesetzt wird.

Wenn T3 stabil verfügbar ist, muss der Körper weniger häufig auf den Notfallmechanismus der Mastzellen zurückgreifen. Das bedeutet auch weniger Mastzell-Ausschüttungen, weniger T3 aus den Speichern, und damit automatisch weniger Histamin im Umlauf.

Eine stabile Schilddrüse beruhigt die Histaminlage. Das erklärt, warum viele Menschen mit Histaminproblemen oft deutlich weniger Symptome haben, sobald ihre Schilddrüsenwerte gut eingestellt sind. Ein ruhiges Schilddrüsensystem sorgt für ruhige Mastzellen. Ein schönes Beispiel dafür, wie eng verknüpft viele Prozesse in unserem Körper sind, und wie wichtig es ist, das ganze System wieder in ein stabiles Gleichgewicht zu bringen, anstatt an einzelnen Symptomen „herumzudoktern“.

Erschöpfte Nebennieren – wenn der Körper zu lange „funktionieren muss"

Vielleicht kennst du dieses Gefühl: Du hältst den Alltag am Laufen, obwohl du längst merkst, dass dein innerer Akku leerläuft. Viele Menschen mit HPU leben genau so über viele Jahre, weil sie keine andere Wahl haben. Sie bewegen sich fast täglich an ihrer Belastungsgrenze und überschreiten sie immer wieder, weil sie im Job und/oder für die Familie funktionieren müssen. Auf Dauer bleibt das nicht ohne Folgen.

Die Stresspuffer unseres Körpers sind die Nebennieren. Sie sollen uns eigentlich in stressigen Momenten schützen, indem sie Cortisol ausschütten, wenn das Nervensystem Alarm schlägt. Doch bei Menschen mit HPU passiert das oft im Dauerbetrieb. Das geringe Erregungstoleranzfenster und die ständige Reizüberflutung addieren sich zu einer unguten Mischung. Dazu kommen der oxidative Stress im Körper und die Unfähigkeit, sich nach stressigen Phasen richtig regenerieren zu können. Das alles sorgt dafür, dass die Nebennieren irgendwann nicht mehr adäquat reagieren können. Der Körper rutscht dann in einen Zustand, den viele als starke Erschöpfung, innere Leere und „Ausgelaugtheit" beschreiben.

Das Ganze kann man messen, zum Beispiel in einem Cortisoltagesprofil. Dann sieht man schwarz auf weiß, dass man entweder noch im Frühstadium ist, in dem das Stresshormon Cortisol meist dauerhaft erhöht ist, oder bereits in einem fortgeschrittenen Zustand, in dem die Nebennieren ihre Kraft schon verloren haben und nur noch ein paar klägliche Reste an Cortisol produzieren. Doch diese Messung brauchen wir nicht.

Denn genau hier setzt die Methode an, die ich in diesem Buch Schritt für Schritt erkläre. Sie arbeitet nicht an der Oberfläche, sondern an den tieferen Ursachen, nämlich genau dort, wo die biologischen Systeme aus dem Gleichgewicht geraten sind.

Wenn du die Nährstoffdefizite stabilisierst, den oxidativen Stress reduzierst, dein Nervensystem regulierst und deinen Stoffwechsel wieder in seine natürliche Balance bringst, entlastest du damit automatisch auch deine Nebennieren. Sie müssen nicht mehr permanent „Feuer löschen", sondern können wieder in ihren gesunden Rhythmus zurückfinden.

Es ist ein Prozess, der oft mehrere Monate dauert. Je länger dein Stoffwechsel in Schieflage ist, desto länger dauert meist auch die Regeneration. Gib dir Zeit. Eine HPU-Therapie ist keine Kopfschmerztablette, die nach 20 Minuten wirkt. Aber sie kann dein ganzes Leben zum Positiven wenden und dich wieder stabil und belastbar machen.

Schau dir meine Geschichte an. Ich war schon mit 20 Jahren körperlich und psychisch in einem ziemlich desolaten Zustand. Mit 28 Jahren musste ich meinen damaligen Traumberuf als Wissenschaftlerin aufgeben, weil ich einfach viel zu erschöpft und krank war und nicht mehr länger funktionieren konnte.

Jahrelang hatte ich darauf hingearbeitet, in der Kinderkrebsforschung der weltberühmten Charité zu arbeiten. Nach dem Studium bekam ich diese Traumstelle, und nur anderthalb Jahre später saß ich arbeitsunfähig zu Hause und war so unglaublich traurig und deprimiert, dass ich heute noch feuchte Augen bekomme, wenn ich daran denke. Nicht nur aus Mitleid mit mir selbst, sondern auch aus Mitleid mit allen HPUlern da draußen, die so viel Wertvolles für unsere Gesellschaft leisten könnten, wenn man diese Stoffwechselstörung endlich offiziell anerkennen und auf Krankenkassenkosten behandeln würde.

Ich fürchte, bis dahin ist es noch ein weiter Weg. Umso wichtiger ist und bleibt es, dass du dir selbst helfen kannst. Mit dem Grundpanel an Labortests hast du ein wunderbares Werkzeug an der Hand, mit dem du die Schwachstellen in deinem Stoffwechsel überprüfen kannst. Mehr Laborwerte braucht es erst einmal nicht.

Persönlicher Impuls: Bleib handlungsfähig – auch wenn es schwer ist

Ich möchte dir etwas mitgeben, das mir selbst in einer sehr dunklen Phase geholfen hat: Verliere deine Selbstwirksamkeit nicht. Ich weiß aus eigener Erfahrung, wie schnell das Leben kippen kann. Mit 28 Jahren konnte ich meinen Beruf als Wissenschaftlerin nicht mehr ausüben. Mein Körper war erschöpft, mein Nervensystem überlastet, mein ganzes System am Limit. Nichts ging mehr so, wie es einmal gegangen war.

Und ich sage dir ganz ehrlich, nicht mehr für sich selbst sorgen zu können, verändert etwas im Inneren. Wenn man als erwachsener Mensch plötzlich seine Rechnungen nicht mehr selbst zahlen kann, rutscht man schneller, als man denkt, in einen Kreislauf aus Selbstzweifeln, Ohnmacht und dem Gefühl, dem Leben hilflos ausgeliefert zu sein. Man beginnt, sich als Opfer zu fühlen – Opfer der Umstände, der Krankheit, des Systems. Man ist im Widerstand. Jeden Tag. Gegen sich, die Ungerechtigkeit und noch so vieles mehr … Das ist menschlich. Aber dort darfst du nicht stecken bleiben.

Ich wünsche mir von Herzen, dass du nicht in dieser Ohnmacht hängenbleibst, denn auch mit HPU bist du kein defizitärer Mensch. Du bist jemand mit Fähigkeiten, mit Interessen, mit etwas, das du in die Welt bringen kannst – auch wenn dein Weg vielleicht anders aussieht als ursprünglich geplant und dein Stoffwechsel aus dem Gleichgewicht geraten ist.

Für mich war es damals ein Wendepunkt, das anzunehmen, was ist. Halte einen Moment inne und lies diesen Satz noch einmal: Es ist heilsam, anzunehmen, was ist. Es bedeutet nicht, dass du es gut finden musst. Es braucht keine Bewertung. Es reicht, wenn du raus aus dem Widerstand gehst und das annimmst, was gerade ist. Den Widerstand loszulassen, kann so viel Erleichterung mit sich bringen und auch Energie freisetzen, um wieder nach vorne zu schauen.

Ich habe mir überlegt, was ich mit meinen Fähigkeiten sonst noch anfangen könnte, wobei ich nicht acht bis zehn Stunden am Tag funktionieren und Druck aushalten muss. Ich habe mich für eine Zusatzausbildung als Fachjournalistin entschieden und über viele Jahre als Medizinjournalistin gearbeitet. Das ging in meinem Tempo und nach meinen Kräften. Diese Arbeit konnte ich auch täglich neu an mein Energieniveau anpassen, und damit war ich wieder selbstwirksam statt ohnmächtig.

Und weißt du was? Heute gibt es mehr Möglichkeiten denn je. Das Internet eröffnet Wege, die es früher nicht gab. Schreiben, beraten, gestalten, organisieren, unterrichten, begleiten – oft ortsunabhängig, flexibel und anpassbar an deinen aktuellen Zustand. Ich bin mir sicher, dass auch in dir Fähigkeiten stecken, für die es einen Platz gibt. Bitte verliere nicht den Glauben an dich. Bleibe handlungsfähig – zunächst im Kleinen, immer angepasst an deine momentanen Kapazitäten, denn genau das hilft dir bei der Heilung. Raus aus dem Widerstand und der Ohnmacht, rein in die Selbstwirksamkeit.

Dein Therapie-Verlauf – Phasenmodell

Damit du den roten Faden in deiner HPU-Therapie behältst, hilft ein einfaches Phasenmodell. Es zeigt dir, was in deinem Körper passiert, welche Laborveränderungen typisch sind, wie du dich in den einzelnen Phasen meist fühlst und welche Fehler du dir sparen kannst.

Phase 1: Stabilisierungsphase

In der Stabilisierungsphase bringst du zuerst Ruhe in ein überlastetes System. Du startest mit den wichtigsten Laborwerten, beginnst vorsichtig mit B6, Zink und den anderen Mikronährstoffen und beruhigst deinen Stoffwechsel über Ernährung, Schlaf und Nervensystemarbeit.

Typische Labor-Werte in dieser Phase:

- B6 (P5P), Zink, Magnesium, Selen und Gesamteiweiß liegen oft deutlich unter deinem Zielbereich.
- Ferritin ist eher niedrig, CRP/hsCRP können erhöht sein, Schilddrüsenwerte und Vitamin D sind häufig suboptimal, Homocystein eher erhöht.

Bitte beachte, dass die Tendenzen auch abhängig von der genetischen Ausstattung individuell unterschiedlich sein können. Die oben beschriebene Konstellation sehe ich häufig.

Was du in dieser Phase meist spürst:

- Noch keine „Wunder“, aber erste kleine Lichtblicke: etwas mehr Klarheit im Kopf, weniger extreme Abstürze. Viele beschreiben das Gefühl dieser Phase so, als täte sich etwas, das aber noch nicht richtig greifbar sei.

- Verdauung und die Verträglichkeit von Histamin können sich in dieser Phase vorübergehend sogar empfindlicher anfühlen, weil dein System auf Veränderungen reagiert.

Typische Fehler:

- Zu schnell zu hoch dosieren („volle Dröhnung B6/Zink"), weil du schnelle Ergebnisse willst.
- Entgiftung zu früh und zu aggressiv ankurbeln (starke Detox-Kuren, Saftfasten), während Leber, Darm und Mikronährstoffspeicher noch gar nicht stabil sind.
- Zu wenig Eiweiß, weil Verdauung noch schwierig ist. Dadurch fehlen dem Körper die Bausteine, um überhaupt regenerieren zu können. Besser sind hier oft essenzielle Aminosäuren, also Eiweißbausteine, die der Körper sofort einsetzen kann, ohne vorher Eiweiß verdauen zu müssen.

Phase 2: Aufbauphase

Wenn die erste Stabilisierung gelungen ist, beginnt der eigentliche Aufbau. Du füllst Mikronährstoffspeicher auf, stärkst Darm und Leber, regulierst Histaminlage und Schilddrüse und weitest Schritt für Schritt dein Erregungstoleranzfenster.

Typische Labor-Veränderungen in dieser Phase:

- B6 (P5P), Zink, Magnesium, Selen und Gesamteiweiß bewegen sich nach und nach in Richtung deines Zielbereichs.
- Ferritin steigt langsam, CRP sinkt, Vitamin D und Homocystein normalisieren sich, die Schilddrüsenwerte rücken in funktionell bessere Bereiche.

Was du in dieser Phase meist spürst:

- Energieinseln werden größer, du hast mehr „gute Tage" und kannst deinen Alltag besser planen.

- Verdauung, Schlaf, Stimmung und Zyklus (bei Frauen) werden meist stabiler, auch wenn es zwischendurch Rückschritte gibt.

Typische Fehler:

- Bei den ersten Verbesserungen zu schnell wieder „alles" machen wollen (Vollzeitjob, viel Sport, volle soziale Kalender) – und damit dein System überfordern.
- Supplemente eigenmächtig reduzieren, sobald du dich besser fühlst, obwohl die Speicher im Labor erst anfangen, sich zu füllen.
- Entgiftung immer weiter hochschrauben, obwohl Symptome zeigen, dass Leber, Darm und Nervensystem gerade an der Belastungsgrenze sind.

Phase 3: Feintuning und Langzeit-Stabilisierung

In dieser Phase ist dein Stoffwechsel deutlich tragfähiger. Viele Symptome sind verschwunden oder deutlich schwächer, du hast wieder echten Gestaltungsspielraum im Alltag – und es geht darum, Stabilität zu halten und zu verfeinern.

Typische Labor-Veränderungen in dieser Phase:

- Die meisten Werte liegen im für dich definierten Wohlfühlbereich (B6(P5P), Zink, Ferritin, Vitamin D, Gesamteiweiß, Schilddrüse, Homocystein, Jod im Urin).
- Kontrollen können seltener stattfinden (zum Beispiel halbjährlich, später jährlich), mit kleineren Feinjustierungen deiner Einnahmen.

Was du in dieser Phase meist spürst:

- Du bist belastbarer, kannst Arbeit, Familie und Freizeit wieder aktiver gestalten und verträgst moderate Herausforderungen besser.
- Rückfälle gibt es meist nur noch bei klaren Auslösern (Infekt, starker emotionaler Stress, große hormonelle Umstellungen) und du weißt, wie du gegensteuern kannst.

Typische Fehler:

- Zu früh davon ausgehen, „ganz fertig“ zu sein und alle Bausteine (Supplemente, Ernährung, Entlastung, Nervensystemübungen) gleichzeitig loslassen wollen.
- Warnzeichen (Schlaf kippt, Verdauung verschlechtert sich, alte Symptome blitzen wieder auf) ignorieren, statt deinen Plan kurzzeitig wieder an Phase 1 oder 2 anzupassen.
- Die Bedeutung von Eiweiß, regelmäßigen Mahlzeiten, Reizpausen und einem realistischen Alltag unterschätzen, obwohl genau diese Faktoren die Stabilität langfristig tragen.

Wichtig zu wissen: Du kannst zwischen den Phasen vor- und zurückspringen, je nachdem, wie dein Körper auf Belastungen reagiert. Wichtig ist, dass du erkennst, *wo* du dich ungefähr befindest und was in dieser Phase wirklich dran ist.

KAPITEL 7

Die LEBEN-Methode – Säule 2: Ernährung

So, der erste Schritt ist getan und deine Blut- und Urinproben sind im Labor. Herzlichen Glückwunsch! Jetzt heißt es, ein paar Tage abzuwarten, bis die Ergebnisse eintreffen. Bis dahin schauen wir uns gemeinsam an, wie du mit deiner Ernährung einen großen Teil dazu beitragen kannst, dass es dir bald besser geht.

Was du wissen musst:

- Eine stabile HPU-Therapie braucht ausreichend Eiweiß, regelmäßige Mahlzeiten und eine entzündungsarme, darmfreundliche Ernährung.
- Mikronährstoffe wie B6, Zink, Magnesium und weitere Spurenelemente sind zentrale Werkzeuge – aber sie wirken am besten eingebettet in den Alltag, nicht als isolierte „Pillenlösung".
- Du musst deine Ernährung nicht von heute auf morgen perfekt umstellen; kleine, konsequente Schritte sind wirksamer als radikale Diäten.
- Darmgesundheit und Nährstoffaufnahme hängen eng zusammen. Ein gereizter Darm kann selbst die beste Ernährung ausbremsen.
- Dein Ziel ist eine Ernährung, die langfristig zu deinem Leben passt und sich nicht wie ein zweiter Vollzeitjob anfühlt.

Wie du deinen Stoffwechsel beruhigst und neue Energie aufbaust

Wenn du HPUler bist, arbeitet dein Körper jeden Tag gegen viel mehr Widerstände als der Körper anderer Menschen. Er muss mehr freie Radikale neutralisieren, mehr Stoffe entgiften, mehr Schwankungen ausgleichen und gleichzeitig braucht er genau dafür Nährstoffe, die ihm aber an vielen Stellen nicht ausreichend zur Verfügung stehen. Kein Wunder also, dass er dauernd erschöpft ist. Deine Ernährung ist eine der besten und direktesten Möglichkeiten, diesen Druck zu reduzieren. Sie ist eine Form der Selbstfürsorge, die deinem Stoffwechsel Raum zum Durchatmen gibt.

Während der Mikronährstofftherapie stabilisiert sich dein Körper Schritt für Schritt. Die Ernährung hilft dir in dieser Zeit, weniger Entzündungen, weniger Schwankungen und weniger Stress im Inneren zu erzeugen. Viele Betroffene berichten schon nach wenigen Wochen von einem ruhigeren Nervensystem, besserer Verdauung und spürbar mehr Energie. Und das Allerbeste: Du kannst (meist nach langer Zeit endlich) selbst etwas dafür tun, damit es dir besser geht. Nach der oft jahrelangen Verzweiflung über die vielen belastenden Symptome, für die kein Arzt eine Erklärung hatte, fühlen sich die meisten HPUler regelrecht erleichtert, über eine Ernährungsumstellung endlich selbst ins Tun kommen zu können.

Worauf du am Anfang bei der Ernährung achten solltest – sechswöchige Entlastungsphase

Dein Stoffwechsel ist bei HPU von mehreren Seiten belastet:

1. Es entstehen mehr freie Radikale (oxidativer Stress).
2. Die Entgiftung arbeitet langsamer.
3. Die Verdauung ist empfindlicher.
4. Der Blutzucker schwankt schneller.

5. Der Darm ist leichter reizbar.
6. Enzyme brauchen mehr Unterstützung, weil oft viele Mikronährstoffe fehlen.

Die richtige Ernährung wirkt an allen diesen Punkten gleichzeitig. Sie beruhigt entzündliche Prozesse, stabilisiert deinen Blutzucker, entlastet Leber und Darm und hilft deinem Nervensystem, wieder in ein reguliertes Muster zu finden. In der Praxis hat sich eine sechswöchige Entlastungsphase ohne folgende Lebensmittel bewährt:

1. glutenhaltige Getreide (schwächen die Darmschleimhaut)
2. Kuhmilchprodukte (können Autoimmunprozesse fördern)
3. stark verarbeitete Lebensmittel (enthalten Zusatzstoffe, die den Darm schädigen)
4. Zucker (fördert Entzündungen)
5. koffeinhaltige Getränke (verstärken Erschöpfung)
6. Alkohol (schwächt die Leber)

Im Folgenden schauen wir uns im Detail an, warum eine mehrwöchige Karenzzeit, in der auf diese Produkte verzichtet wird, sinnvoll ist.

1. glutenhaltige Getreide

Gluten kann die Darmschleimhaut reizen und ihre Barrierefunktion schwächen – auch dann, wenn keine Zöliakie (eine genetisch bedingte Glutenunverträglichkeit) vorliegt. Bei vielen HPU-Betroffenen ist der Darm ohnehin empfindlicher, weil Entzündungen, Dysbiosen oder Nährstoffmängel die Schleimhäute zusätzlich belasten. Eine glutenfreie Phase gibt dem Darm die Chance, sich zu regenerieren. Gerade bei einem Leaky Gut ist das besonders wichtig.

Einige HPUler konnten ihre Erschöpfung bereits nur durch Weglassen von Gluten maßgeblich verbessern. Ein Wiedereinführen von Gluten verschlechterte ihr Befinden sofort wieder. Eine Zöliakie lag nicht vor, doch diese HPUler verzichten bis heute auf Gluten, weil es ihnen damit einfach besser geht.

2. Kuhmilchprodukte

Eiweiße aus der Kuhmilch (vor allem Casein) können bei einigen Menschen Immunreaktionen auslösen und bestehende Autoimmunprozesse verstärken. Da HPUler häufig ein überreiztes Immunsystem haben, schafft der Verzicht auf Kuhmilch für eine begrenzte Zeit mehr Ruhe im System und entlastet zugleich den Darm. Auf Schaf- und Ziegenmilchprodukte reagiert das menschliche Immunsystem nicht im gleichen Maß wie auf Kuhmilch. Damit lassen sich also Kuhmilchprodukte problemlos ersetzen. Auch Butter aus Kuhmilch stellt aufgrund des niedrigen Eiweißgehalts kein Problem dar.

3. Stark verarbeitete Lebensmittel

Industriell verarbeitete Produkte enthalten häufig Emulgatoren, Farbstoffe, Konservierungsmittel und andere Zusatzstoffe, die die Darmbarriere schädigen oder Entzündungen fördern können. Eine Pause (und bestenfalls dauerhafte Abstinenz) von diesen Lebensmitteln gibt deinen Schleimhäuten die Möglichkeit, sich zu erholen und schafft ein deutlich stabileres Fundament für den Stoffwechsel.

4. Zucker

Zucker wirkt stark entzündungsfördernd, destabilisiert den Blutzucker und erhöht den oxidativen Stress – alles Faktoren, die bei HPU ohnehin bereits aus dem Gleichgewicht geraten sind. Eine zuckerarme Phase hilft dabei, den Stoffwechsel zu beruhigen, die Mitochondrien zu entlasten und die Energieproduktion zu stabilisieren.

Wichtig ist in diesem Zusammenhang auch ein kritischer Blick auf Zuckeralternativen. Sie werden oft als „gesunde Lösung" beworben, sind für einen empfindlichen HPU-Stoffwechsel jedoch meist keine echte Entlastung. Süßstoffe und Zuckeraustauschstoffe können über verschiedene Mechanismen ebenfalls problematisch sein. Sie reizen bei vielen Menschen den Darm, beeinflussen die Darmflora ungünstig, können Blähungen und Durchfälle verstärken und bei empfindlichen Personen sogar Stressreaktionen im Nervensystem auslösen. Darüber hinaus täuschen sie dem Körper

Süße vor, ohne echte Energie zu liefern – was den Blutzucker sowie die hormonelle Regulation weiter destabilisieren kann.

Auch Datteln enthalten jede Menge Zucker, der im Körper genauso verstoffwechselt wird wie Rohrzucker oder Rübenzucker. Für den Stoffwechsel bedeutet das: Auch ohne den klassischen „Industrie-Zucker" bleibt der Körper im „Alarmmodus". Insulin, Stresshormone und Neurotransmitter geraten weiterhin unter Druck, anstatt sich zu beruhigen. Genau diese Beruhigung ist bei HPU jedoch entscheidend.

Deshalb ist es in einer stabilisierenden Phase sinnvoll, nicht nur Zucker, sondern auch Zuckeralternativen bewusst zu reduzieren. Ziel ist es, den Geschmackssinn wieder auf natürliche, weniger süße Reize einzustellen und dem Körper die Chance zu geben, aus dem ständigen Auf und Ab auszusteigen. Weniger Süße bedeutet in diesem Fall nicht Verzicht, sondern einen wichtigen Schritt hin zu mehr metabolischer Ruhe und langfristiger Energie.

5. koffeinhaltige Getränke

Koffein treibt ein ohnehin erschöpftes Stresssystem weiter an. Viele HPU-Betroffene leben in einem Zustand ständiger Überforderung. Kaffee oder Energydrinks geben kurzfristig Energie, verstärken langfristig aber die Nebennierenerschöpfung. Eine koffeinfreie Zeit ermöglicht dem Nervensystem, wieder in einen ruhigeren, regulierten Rhythmus zu finden.

Als Faustregel gilt: Je mehr du Kaffee (Koffein) brauchst, um durch den Tag zu kommen, desto dringender solltest du ihn weglassen.

Achte bei entkoffeiniertem Kaffee darauf, dass er nur mit Wasser entkoffeiniert wurde, da sich sonst Reste von Chemikalien darin befinden können.

6. Alkohol

Auf die Leber zu achten, spielt bei HPU eine zentrale Rolle, weil sie bereits durch oxidativen Stress, Nährstoffmängel und Entgiftungslasten stark beansprucht ist. Alkohol verschärft diese Belastung, hemmt die Regeneration und blockiert wichtige Stoffwechselprozesse. Eine alkoholfreie Phase unterstützt die Leber dabei, ihre eigentliche Aufgabe wieder besser erfüllen zu können. Ich rate dazu, Alkohol dauerhaft wegzulassen.

Viele HPUler sind überrascht, wie klar und stabil sie sich allein durch das Weglassen dieser Stoffe fühlen. Nach der Karenzphase kannst du Stück für Stück testen, was wirklich noch zu dir passt und was du wieder einführen möchtest – oder nicht.

Was man zusätzlich für einen ruhigen Stoffwechsel beachten sollte

Im Folgenden erhältst du ein paar Anregungen, worauf du achten solltest, um zusätzlich mehr Ruhe in deinen Stoffwechsel zu bringen.

1. Eiweiß: Bausteine für Kraft, Hormone und Entgiftung

Viele unbehandelte HPU-Betroffene nehmen unbewusst zu wenig Eiweiß zu sich. Das liegt selten an mangelndem Willen, sondern häufig an der fehlenden Verdauungsleistung. Wenn Magensäure, Verdauungsenzyme oder B6 zu niedrig sind oder fehlen (oder oft auch alles zusammen), kann Eiweiß schlecht verdaut werden. Der Körper reagiert mit Müdigkeit, Blähungen oder Übelkeit auf eiweißreiche Mahlzeiten. Oft greift man dann automatisch seltener dazu. Denn wer fühlt sich schon gerne schlecht nach dem Essen?

Trotzdem braucht dein Körper Eiweiß dringend,

- um Neurotransmitter wie Serotonin, Dopamin und GABA zu bilden,
- um Enzyme herzustellen,
- um Antikörper zu bilden,
- um Leber und Entgiftung zu unterstützen,
- um Muskeln aufzubauen und Energie zu produzieren.

Gerade Glutathion, eines der wichtigsten Antioxidanzien des Körpers, ist stark eiweißabhängig. Wenn zu wenig Eiweiß vorhanden ist, bleibt der oxidative Stress im Körper hoch.

So kannst du deine Verdauung unterstützen:

- Iss mehrere, kleine, gut verdauliche Portionen über den Tag verteilt. Das entlastet eine schwache Verdauung oft sehr.
- Dünste deine Lebensmittel, anstatt sie zu braten.
- Kaue gut. Immer wenn du den Schluckimpuls verspürst, kaue noch einmal für zehn Sekunden weiter. Du wirst staunen, wie stark sich dadurch deine Verdauung verbessert.
- Trinke nicht kurz vor oder zu einer Mahlzeit, das verdünnt die Magensäure.
- Nutze leicht verwertbare Eiweißquellen wie Ei (Wachtelei bei Histamin-Intoleranz), Hühnchen, Quinoa oder Linsen (wenn verträglich).
- Nutze Eiweißbausteine, um deine Eiweißaufnahme zu fördern. Dazu eignen sich die essenziellen Aminosäuren zum Einnehmen. Aus ihnen kann der Körper alle anderen Aminosäuren und Eiweiße selbst aufbauen, ohne vorab Eiweiß verdauen zu müssen.
- Nimmst du Bitterstoffe vor dem Essen ein, regt das gleich an mehreren Stellen deine Verdauung an und verbessert sie.

Mit einer guten Eiweißversorgung verspüren viele HPUler bereits zu Beginn der Therapie mehr Energie im Alltag.

2. Kohlenhydrate: Stabilität für Blutzucker und Nervensystem

Kohlenhydrate sind grundsätzlich ein wichtiger Energielieferant und nicht per se problematisch. Bei HPU reagiert der Stoffwechsel jedoch deutlich sensibler auf schnelle Blutzuckeranstiege und -abfälle. Entscheidend ist daher nicht, *ob* Kohlenhydrate gegessen werden, sondern *welche*, *wie schnell* und *in welchem Kontext.*

Eine erhöhte Empfindlichkeit von HPUlern gegenüber Kohlenhydraten lässt sich biochemisch einfach aus folgenden Gründen erklären:

- Ein Zinkmangel kann die Verwertung von Fructose beeinträchtigen, wodurch Kohlenhydrate schlechter in stabile Energie umgesetzt werden.

- Ein Vitamin B6-Mangel stört die Regulation von Insulin, insbesondere dessen Aktivierung und Absenkung nach dem Essen.
- Schnelle Blutzuckeranstiege erhöhen den Verbrauch von B-Vitaminen, die bei HPU häufig ohnehin limitiert sind.
- Starke Blutzuckerschwankungen führen zur vermehrten Ausschüttung von Stresshormonen. Das Nervensystem, das bei HPU meist bereits überreizt ist, wird zusätzlich belastet.

Diese Prozesse erklären typische Symptome, die viele Betroffene kennen:

- Heißhungerattacken
- Zittern oder Schwächegefühl bei Hunger
- Übelkeit oder flaues Gefühl im Magen
- innere Unruhe oder Nervosität
- ein plötzliches Absinken der Energie

Diese Reaktionen sind Ausdruck einer eingeschränkten metabolischen Stabilität. Ziel der Ernährung ist daher nicht der Verzicht auf Kohlenhydrate, sondern ihre gezielte, blutzuckerstabile Integration. Gut verträgliche Kohlenhydratquellen, kombiniert mit Eiweiß und Fett, verlangsamen den Blutzuckeranstieg und entlasten sowohl Stoffwechsel als auch Nervensystem.

Ein ruhigerer Blutzucker bedeutet weniger Stresssignale im Körper – und damit eine wichtige Grundlage für mehr Stabilität, Belastbarkeit und Energie im HPU-Alltag. Hierbei kommt es auf die Reihenfolge an, denn meist liegt es gar nicht so sehr daran, *was* du isst, sondern *wann* du *was* isst. Viele HPUler starten mit einem sehr kohlenhydratreichen Frühstück in den Tag. Oft sind das Haferflocken in Pflanzenmilch mit Obst. Das lässt deinen Blutzuckerspiegel Achterbahn fahren. Er steigt direkt nach deiner Mahlzeit stark an und sackt dann kurze Zeit später genauso schnell wieder ab. In dir kann das ein Schwäche- und Heißhungergefühl erzeugen.

Der Blutzucker bleibt stabiler, wenn du eine Mahlzeit mit Ballaststoffen und Protein beginnst und dann erst die Kohlenhydrate zu dir nimmst. In der Praxis kann das beim Frühstück zum Beispiel so aussehen: Du isst zuerst ein Ei (Rührei) mit gedünstetem Gemüse deiner Wahl und dann ein Porridge. Iss gerade zu Beginn der HPU-Therapie regelmäßig, bevor du in den Hunger-Crash rutschst. Damit sorgst du für mehr Stabilität in deinem Stoffwechsel.

3. Antientzündliche Ernährung – Feuer löschen, bevor es lodert

Viele HPU-Symptome entstehen durch ungebremsten oxidativen Stress. Dieser wirkt wie ein inneres Rosten, das Zellen, Hormone, Nerven und Mitochondrien belastet. Eine antientzündliche Ernährung hilft, diesen Rostvorgang zu unterbinden.

Wichtige Bausteine einer antientzündlichen Ernährung:

- viel buntes Gemüse
- Beeren
- Kurkuma, Ingwer, Zimt, Kräuter
- Olivenöl und Walnussöl statt Sonnenblumenöl
- wenig Zucker und Weißmehl
- ausreichend Eiweiß und gesunde Fette wie Omega-3-Fettsäuren, Olivenöl oder Kokosöl zum Braten

Die antientzündliche Ernährung ist einer der Gründe, warum viele Betroffene schon nach kurzer Zeit konzentrationsfähiger, ruhiger und belastbarer sind.

4. Histamin und Fructose – wenn dein System leichter überreagiert

Nicht jeder HPUler hat Unverträglichkeiten, aber viele sind sensibler dafür. Das liegt daran, dass

- die Leber meist weniger Kapazität hat,
- die Abbauenzyme für Histamin (DAO und HNMT) weniger effizient arbeiten,
- Verdauungsenzyme fehlen,
- die Darmflora instabil ist,
- Stress das Histaminsystem zusätzlich aktiviert.

Histamin

Histamin wirkt im Körper wie ein Alarmbotenstoff. Wenn du es schlecht abbauen kannst, fühlst du dich oft

- nervös,
- kopfschmerzgeplagt,
- schlaflos,
- überreizt,
- oder dir ist häufig übel.

Gerade in der Anfangszeit hilft eine temporäre histaminarme Ernährung, um deinen Stoffwechsel zu beruhigen. Ziel ist jedoch immer, dass du später wieder normal essen kannst. Das Thema Histamin betrachten wir später noch genauer.

Fructose

Fructose bereitet besonders dann Probleme, wenn ein Zinkmangel besteht und die Darmflora in einem schlechten Zustand ist. Eine schlechte Darmflora kann zu Fehlgärungen im Darm führen, Schmerzen und Brain Fog auslösen und den Darm reizen.

Wenn du solche Symptome nach dem Verzehr von Obst bei dir feststellst, hilft dir eine vorübergehende fructosearme Ernährung, bis die Mikronährstofftherapie greift. Einen Test auf Fructoseintoleranz kannst du auch bei deinem Gastroenterologen durchführen lassen.

5. Säure-Basen-Balance: ein unterschätzter Schlüssel zur Energie

Viele Menschen in westlichen Ländern sind übersäuert. Das liegt hauptsächlich an unserer Ernährung, die oft mehr Säure- als Basenbildner beinhaltet. Ganz grob betrachtet werden die meisten tierischen Lebensmittel und Getreide sauer verstoffwechselt, das meiste Gemüse und Obst basisch. Bei HPUlern kommen dazu oxidativer Stress, Entzündungen und Stresshormone, die ebenfalls Säuren erzeugen.

Eine basenreiche Ernährung entlastet die Mitochondrien, wo die Energiegewinnung des Körpers stattfindet, die Verdauung und die Entgiftung.

Was hilft

- viel Gemüse und Salate
- ausreichend trinken
- weniger tierische Proteine (in der Anfangszeit)
- Bitterstoffe
- gelegentlich Basenpulver (Achtung: Bei Histamin-Intoleranz werden Citrate oft nicht gut vertragen)

Mit einfachem pH-Papier (aus der Apotheke) kannst du ein Gefühl dafür bekommen, ob du oft übersäuert bist. Miss dazu den pH-Wert deines Urins zu unterschiedlichen Tageszeiten. Idealerweise ist der Urin nachts sauer (pH < 7) und tagsüber basisch (pH > 7).

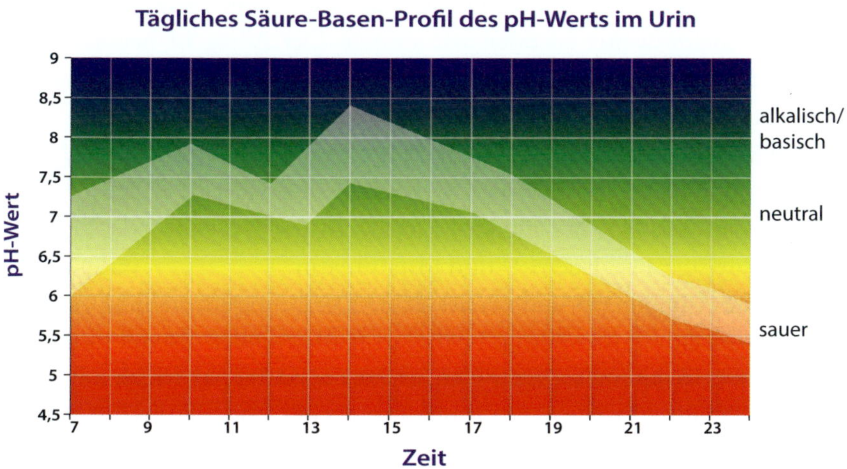

Abb. 5

Wenn du wieder in eine gute pH-Balance kommst, arbeiten viele Prozesse spürbar leichter.

6. Keinen Seefisch essen und Reis waschen/einweichen

Ich habe in den letzten Jahren unzählige Laboranalysen von HPUlern gesehen und erkenne Fisch- und Reis(waffel)-Liebhaber auf den ersten Blick. Bei HPUlern, die viel Seefisch essen, ist meist der Quecksilberwert im Blut

(Mineralstoffanalyse 11+4, vgl. Abb. 3) erhöht. Je größer der Seefisch ist und je weiter hinten er in der Nahrungskette im Meer steht, desto höher ist meist auch die Belastung. Thunfisch steht ganz hinten in der Nahrungskette und bringt oft unglaubliche Mengen Quecksilber in den Stoffwechsel ein. Ähnliches beobachte ich bei Reis und Reiswaffeln im Zusammenhang mit Arsen. Der Arsengehalt von Reis lässt sich maßgeblich reduzieren, wenn man den Reis über Nacht in kaltem Wasser einweicht und vor der Zubereitung noch einmal gründlich wäscht.

7. Geduld und Gewohnheiten – warum es Zeit braucht, bis du dich besser fühlst

Vielleicht kennst du das: Du nimmst dir vor, deine Ernährung umzustellen, aber schon nach ein paar Tagen kommt das Leben dazwischen. Die Familie möchte weiter so essen wie immer. Der Alltag ist hektisch. Du fühlst dich überfordert von all den Regeln und fragst dich, ob du das überhaupt schaffst.

Dafür habe ich ein Kochbuch für HPUler geschrieben. Darin findest du 60 Rezepte für HPUler für alle drei Mahlzeiten. Alle Gerichte sind gluten-, kuhmilch- und zuckerfrei, die meisten sind fructose- und histaminarm.

Hol dir Anregungen und bereite deine Ernährungsumstellung gut vor, denn Vorbereitung ist wichtig. Nichts ist frustrierender, als voll motiviert zu starten und dann vor einem Kühlschrank zu stehen, der nichts Passendes enthält. Eine Ernährungsumstellung ist eine Veränderung im Alltag, die Zeit braucht. Sie fordert Geduld, Mut zur Lücke und manchmal auch ein bisschen Selbstmitgefühl.

Ganz wichtig:
Du musst nicht perfekt sein.
Du musst nicht sofort alles wissen und können.
Du musst nur anfangen – und dranbleiben.

Dein Körper reagiert auf Wiederholung, nicht auf Perfektion. Jede kleine Verbesserung zählt, weil sie deinem Stoffwechsel zeigt, dass weniger Druck da ist und mehr Stabilität kommen darf. Sei also bitte nicht zu streng und perfektionistisch mit dir selbst, aber trotzdem konsequent.

Viele Betroffene spüren durch die Ernährungsumstellung nach der LEBEN-Methode schon nach kurzer Zeit Veränderungen wie:

- mehr Ruhe im Darm
- weniger Reizbarkeit
- gleichmäßigere Energie
- stabilere Stimmung
- weniger Nervosität
- besseren Schlaf

Das tritt oft schon nach wenigen Tagen oder Wochen ein. Der Körper registriert sehr schnell, wenn ihn weniger Reize belasten und mehr Nährstoffe ankommen. Ernährung ist deshalb eine der sanftesten, aber wirkungsvollsten Säulen in der HPU-Therapie. Sie schafft einen Boden, auf dem dein Stoffwechsel überhaupt erst wieder arbeiten kann, und gibt so deinem Körper die Chance, die Mikronährstoffe, die du einnimmst, aufzunehmen, zu aktivieren und sinnvoll zu nutzen.

So könnten deine Mahlzeiten über den Tag verteilt aussehen

1. Frühstück: Herzhafte Hirse-Bowl mit Zucchini und Kräuter-Ei

wärmend, beruhigend, blutzuckerstabil – ohne zu braten

Zutaten für eine Portion:

- 4–5 EL Hirse, gründlich gewaschen
- 1 kleine Zucchini, fein gerieben
- 2 Eier
- 1 TL Olivenöl oder etwas Ghee (geklärte Butter)
- Salz
- Petersilie oder Schnittlauch

Zubereitung:

1. Hirse in der doppelten Menge Wasser weichkochen
2. Geriebene Zucchini unter die warme Hirse rühren
3. In einem separaten Topf die Eier bei niedriger Hitze langsam stocken lassen (also ein sanftes „Topfrühreі", nicht braten)
4. Alles zusammen in eine Schüssel geben, etwas Olivenöl darüber träufeln und mit Kräutern bestreuen

Warum das gut bei HPU ist:

- warm und leicht verdaulich
- viel Protein für einen stabilen Blutzuckerspiegel
- Zucchini beruhigt den Darm
- Hirse liefert Mineralstoffe und hält lange satt

2. Vormittags-Snack: Overnight Oats Light (HPU-tauglich)

sanft, sättigend, darmfreundlich – und völlig ohne Histamintrigger

Da klassische Overnight Oats oft mit Obst, Nüssen oder Milchprodukten zubereitet werden (alles eher problematisch bei HPU), habe ich eine besonders verträgliche Variante entwickelt, die trotzdem cremig und angenehm sättigend ist.

Zutaten für eine kleine Portion:

- 3 EL glutenfreie Haferflocken
- 2 EL Hirseflocken oder Buchweizenflocken
- 150 ml Haferdrink oder Kokosdrink (ungesüßt und ohne Zusatzstoffe)
- 1 TL Chiasamen (optional, wenn gut verträglich)
- 1 TL Olivenöl oder 1 TL Kokosmus
- 1 Prise Ceylon-Zimt und Vanille (beides histaminarm)
- optional: ein paar wilde Heidelbeeren frisch oder tiefgekühlt (antioxidativ, sehr fructosearm)

Zubereitung:

1. Alle Flocken in ein kleines Glas oder eine Schüssel geben
2. Pflanzendrink darüber gießen
3. Öl oder Kokosmus unterrühren, damit der Snack länger sättigt und der Blutzucker stabil bleibt
4. Mit Zimt und Vanille abschmecken
5. Über Nacht im Kühlschrank quellen lassen
6. Morgens einmal umrühren und direkt essen – gerne leicht angewärmt, wenn das angenehmer ist

Tipp für hohe Verträglichkeit: Wer sehr sensibel reagiert, kann den Haferdrink durch Wasser und einen Löffel Kokosmus ersetzen. Das reduziert mögliche Ballaststoff-Reize und beruhigt das Nervensystem.

Warum das gut bei HPU ist:

- stabiler Blutzucker durch Mischung aus komplexen Kohlenhydraten und etwas Fett
- glutenfreie Haferflocken liefern Beta-Glucane (natürliche Ballaststoffe) für Darm und Nervensystem
- Hirseflocken sind sehr mineralstoffreich (Silizium, Magnesium)
- Vanille und Zimt wirken antientzündlich
- kein Obstüberschuss und deshalb fructosearm
- keine Nüsse, kein Kakao, keine Trockenfrüchte und deshalb histaminarm
- kann in Ruhe und stressfrei vorbereitet und überallhin mitgenommen werden

3. Mittagessen: Gemüse-Hähnchen-Bowl mit cremiger Kürbissuppe

sehr verträglich, nahrhaft und angenehm sättigend

Zutaten für eine Portion:

- 120 g frische Hähnchenbrust
- 1 Karotte
- 1 Handvoll Zucchiniwürfel
- 1 Handvoll Spinat
- 4–5 EL gekochte Hirse
- 150 g Hokkaidokürbis
- Salz, Basilikum

Zubereitung:

1. Hähnchenbrust dämpfen oder in wenig Wasser schonend garen
2. Gemüse zusammen kurz dünsten
3. Hirse unter das Gemüse heben
4. Kürbis weichkochen und mit etwas Kochwasser und Salz zu einer cremigen Suppe mixen

Warum das gut bei HPU ist:

- extrem gut verträglich, histaminarm
- viele Farben, viele Nährstoffe – aber ohne Stress für den Darm
- Eiweißquelle + komplexe Kohlenhydrate + Gemüse = stabile Energie

4. Abendessen: Gedünstete Forelle mit Brokkolipüree und lauwarmer Sellerie-Karottensuppe

leicht, warm, entlastend – ideal für den Abend

Zutaten für eine Portion:

- 1 Forellenfilet (frisch)
- 1 kleiner Brokkoli
- 1 Karotte
- 1 Stück Sellerie
- Salz, Muskat
- etwas Olivenöl

Zubereitung:

1. Forellenfilet nur dämpfen oder im Ofen bei 140 Grad schonend garen
2. Brokkoli dämpfen und mit Salz, Muskat und einem kleinen Schuss Olivenöl pürieren
3. Karotte und Sellerie in Wasser weichkochen, salzen und zu einer dünnen, milden Suppe pürieren

Warum das gut bei HPU ist:

- Forelle statt Lachs ist deutlich verträglicher und enthält weniger Schadstoffe
- Brokkoli liefert wichtige Schwefelverbindungen
- warme, leichte Abendmahlzeit sorgt für besseren Schlaf und weniger Nervensystemstress

Mit jeder kleinen Veränderung – mehr Eiweiß, weniger Reizstoffe, regelmäßige Mahlzeiten, ausreichend Mikronährstoffe – bekommt dein inneres System das Signal: „Du bist sicher. Du kannst dich stabilisieren." Genau dann findet Heilung statt. Die HPU ist ein Fass, das übergelaufen ist, und mit den fünf Säulen der LEBEN-Methode bringen wir wieder Stabilität in deinen Stoffwechsel. Es lohnt sich also, dranzubleiben!

KAPITEL 8

Die LEBEN-Methode – Säule 3: Belastungsreduktion (Toxine & Umweltfaktoren)

Das Wunderbare an der LEBEN-Methode ist, dass du selbst so viel für dich tun kannst und nicht passiv irgendwelche Therapiemaßnahmen über dich ergehen lassen musst. Viele HPUler empfinden das als sehr befreiend.

Ein Stoffwechsel mit HPU braucht besondere Beachtung, weil das Fass wesentlich schneller voll ist und überläuft als bei Menschen ohne HPU. Je mehr Entlastung du deinem Stoffwechsel gibst, desto schneller kann er wieder in sein Gleichgewicht kommen.

Was du wissen musst:

- Bei HPU arbeitet die Entgiftung oft am Limit; zusätzliche Gifte aus Alltag und Umwelt können dein System schnell überlasten.
- Entgiftung besteht aus mehreren Phasen – Aktivierung, Bindung, Ausscheidung – und jede dieser Phasen braucht eigene Ressourcen.
- Die wichtigste „Entgiftung" ist immer zuerst, neue Belastungen zu vermeiden, wo es sinnvoll geht (Haushalt, Kosmetik, Wasser, Ernährung).
- Harte Detox-Kuren, Fastenkuren oder starke Ausleitungsprogramme können bei instabiler HPU mehr schaden als nützen.
- Mit gezielter Entlastung und sanfter Unterstützung der Leber, des Darms und der Ausscheidungswege kann sich dein Körper wieder besser allein regulieren.

Wir leben in einem Zeitalter, in dem Umweltgifte allgegenwärtig sind. Sie lauern quasi überall. Wenn wir uns dessen nicht bewusst sind, dann sammeln wir jeden Tag in unserem Alltag Giftstoffe in unserem Körper an, die uns sehr unschöne Symptome bereiten können und die vor allem sehr schwer wieder aus dem Körper zu bekommen sind. Bei HPUlern ist die Entgiftung gleich an mehreren Stellen geschwächt. Deshalb müssen sie hier auch achtsamer sein als andere Menschen. Schauen wir uns das einmal etwas detaillierter an.

Die Entgiftung des Menschen läuft in drei klar voneinander abgegrenzten Phasen ab. Sie arbeiten hintereinander, greifen aber ineinander und entscheiden gemeinsam darüber, wie gut dein Körper belastende Stoffe verarbeiten kann. Gerade bei HPU ist es wichtig zu verstehen, dass jede dieser Phasen Ressourcen braucht, die bei dir oft schneller erschöpft sind.

In der ersten Phase, der Aktivierungsphase, macht die Leber fettlösliche Stoffe überhaupt erst bearbeitbar. Das geschieht durch Enzyme, die die Substanzen chemisch verändern. Dabei entstehen häufig reaktive Zwischenprodukte, die kurzfristig sogar belastender sein können als die Ausgangsstoffe. Diese Phase läuft bei HPU-Betroffenen geschwächt, weil die Enzyme Häm brauchen, um richtig arbeiten zu können.

Die zweite Phase ist die Neutralisationsphase. Hier werden die aktivierten Stoffe an bestimmte Moleküle gekoppelt, damit sie unschädlich und wasserlöslich werden. Der Körper nutzt dafür unter anderem Aminosäuren, Schwefelgruppen, Glutathion oder Methylgruppen. Genau in dieser Phase bestehen bei HPU häufig Engpässe, weil wichtige Nährstoffe wie B6, Zink oder Glutathion-Vorstufen oft nicht ausreichend vorhanden sind. Wenn Phase I viele toxische Stoffe produziert, Phase II aber nicht genug bindet, entsteht ein Rückstau hochgiftiger Stoffe, der zu Symptomen führen kann.

Die dritte Phase umfasst die Ausscheidung über Darm, Nieren oder Schweiß. Nur wenn der Darm gut arbeitet, die Darmbarriere stabil ist und du regelmäßig ausscheidest, können die entgifteten Stoffe den Körper wirklich verlassen. Ist der Darm träge, entzündet oder durchlässig, gelangen gebundene Stoffe wieder zurück in den Kreislauf und belasten dein System erneut.

Wenn du diese drei Schritte betrachtest, wird klar, wie empfindlich die Balance zwischen ihnen ist. Jede Phase braucht ihre eigene Unterstützung, und jede Schwäche kann sich auf die anderen auswirken. Für HPU-Betroffene bedeutet das: Je mehr Entlastung du deinem Stoffwechsel gibst, desto stabiler können diese Phasen arbeiten und desto weniger kommt es zu inneren Rückstaus, die Beschwerden verursachen.

Du siehst also, dass bei der HPU alle drei Phasen der Entgiftung beeinträchtigt sind. Die Leber, das Hauptentgiftungsgorgan, arbeitet am Anschlag. Die Leber ist eigentlich dafür gemacht, körpereigene Stoffe zu entgiften. Sie soll alle Stoffe, die dein Stoffwechsel nicht mehr braucht, abbauen und ausscheiden. Sie ist rein evolutionär nicht dafür gemacht, Giftstoffe aus der Umwelt abzubauen. Denn als unser Körper in der Geschichte des Menschen entstanden ist, gab es all diese Giftstoffe wie Plastik, Ewigkeitschemikalien PFAS oder Pestizide noch gar nicht. Bei HPUlern ist die Leber mit ihrer eigentlichen Aufgabe (der körpereigenen Entgiftung) auch schon voll ausgelastet.

Toxine im Alltag

Die allerbeste Entgiftung besteht deshalb immer darin, Gifte zu vermeiden. Denn was nicht in den Stoffwechsel gelangt, kann deine Leber nicht belasten. Zum Vermeiden von Giften haben wir im Alltag jede Menge Gelegenheiten. Du wirst erstaunt sein, wo überall Gifte lauern, was uns als „normal und unbedenklich“ verkauft wird.

Wenn du, wie ich, die 1990er Jahre miterlebt hast, dann erinnerst du dich vielleicht noch an Werbeslogans einer großen französischen Kosmetikmarke. In diesen Werbespots sah man Frauen, die sich mit hochwertig anmutender Kosmetik pflegten, dabei selbstbewusst in die Kamera lächelten und sagten: „Weil ich es mir wert bin!“. Genau dieses Gefühl brauchen wir für dieses Kapitel. Das „Ich-bin-wertvoll-und-ich achte-gut-auf-mich-Gefühl“. Denn nur wer seinen eigenen Wert kennt, hält von allem Abstand, was ihm nicht guttut.

Lass uns das Ganze zunächst auf der sachlichen Ebene betrachten. Stell dir vor, du würdest dich selbst einen ganzen Tag lang aus der Nähe beobachten und deinen Alltag einmal genau unter die Lupe nehmen. Das könnte zum Beispiel so aussehen:

Dein Morgen beginnt

Der Wecker klingelt und du gehst noch etwas verschlafen ins Bad. Noch bevor du richtig bei dir bist, nimmst du mit der Zahnpasta Fluorid auf. Ein Stoff, der sich im Körper vor allem in der Schilddrüse und in der Zirbeldrüse anreichern kann. In der Schilddrüse kann Fluorid die Jodaufnahme stören und damit die Bildung der Schilddrüsenhormone beeinträchtigen. Das belastet dein Hormonsystem unnötig, gerade wenn es ohnehin schon im Ungleichgewicht ist. In der Zirbeldrüse kann Fluorid zur Verkalkung beitragen. Die Zirbeldrüse ist wichtig für deinen Schlaf und deinen Tag-Nacht-Rhythmus. Wenn sie durch Ablagerungen weniger gut arbeitet, kann sich das auf Schlafqualität, Regeneration und deine allgemeine Belastbarkeit auswirken.

Beim Duschen geht es weiter. Shampoo, Duschgel und Deodorant klingen nach einem gepflegten Start in den Tag, doch viele herkömmliche Produkte enthalten Duftstoffe, Silikone, Konservierungsstoffe und PEG-Verbindungen. Deine Haut nimmt all das auf und gibt es an deinen Stoffwechsel weiter. Über Wochen und Monate sammeln sich kleine Belastungen an, die dein ohnehin beanspruchtes System weiter unter Druck setzen.

Gerade bei HPU, wo das Fass schneller überläuft, spürst du solche alltäglichen Einträge oft deutlicher als andere. Und genau deshalb lohnt es sich, hier ganz liebevoll hinzuschauen und kritisch zu prüfen. Ein Grundsatz lautet: Gib nur das auf deine Haut, was du auch essen würdest.

In deiner Küche

In der Küche wartet dein Frühstück. Du gießt dir ein Glas Leitungswasser ein. Es sieht klar aus und du trinkst es vielleicht schon dein ganzes Leben lang. Und ja, auf mikrobieller Ebene ist es sicher. Was viele jedoch nicht wissen: Im Wasser können trotzdem Rückstände von Medikamenten, Ewigkeitschemikalien PFAS, Mikroplastik oder Nitrat enthalten sein. Für deine Leber, die täglich Höchstleistung erbringen muss, ist das eine große zusätzliche Aufgabe.

Auch in deinem Essen verstecken sich Belastungen für dein Entgiftungssystem. Obst und Gemüse tragen Rückstände von Pestiziden. Verpackungen aus Kunststoff können Weichmacher abgeben. Sehr stark gebräunte Backwaren enthalten Acrylamid. Manche Fischsorten bringen Schwermetalle mit sich. Du schmeckst all dies zwar nicht, doch dein Stoffwechsel nimmt jeden dieser kleinen Toxineinträge wahr und muss sie verarbeiten.

In der LEBEN-Methode geht es genau darum. Zu sehen, wo du Belastungen vermeiden kannst. Denn was nicht in deinen Körper gelangt, muss er nicht mühsam wieder ausleiten.

Auf deinem Weg durch den Tag

Vielleicht holst du dir unterwegs einen Coffee to go. Der Becher wirkt harmlos, kann aber Mikroplastikpartikel abgeben, die du mittrinkst. Gleiches gilt für Strohhalme aus Pappe. Im Auto atmest du die Abgase des Fahrzeugs vor dir ein, und am Arbeitsplatz begegnen dir Tonerstaub aus dem Drucker, Raumsprays oder Desinfektionsmittel. All dies sind Dinge, die man kaum wahrnimmt, die aber im Hintergrund beständig den Stoffwechsel belasten. Nicht alle sind zu 100 Prozent vermeidbar, aber viele, wenn man seinen Blick dafür schärft.

Am Nachmittag

Der Hunger meldet sich und du greifst zu einem als gesund beworbenen Proteinriegel. Viele dieser Produkte enthalten Zucker, Emulgatoren, Farbstoffe oder Verdickungsmittel, die deine Darmbarriere schädigen können. Süßstoffe verändern nachweislich die Darmflora. Auch dies geschieht leise und unbemerkt, während du einfach nur etwas essen möchtest, das dir Energie geben soll. Du lebst einfach deinen Alltag, und im Hintergrund arbeitet dein Entgiftungssystem ununterbrochen, um dich zu schützen.

Dein Abend zu Hause

Du kommst nach Hause und möchtest es dir gemütlich machen. Doch auch hier sind Belastungen versteckt. Neue Möbel oder Teppiche können Formaldehyd abgeben. Duftkerzen können Stoffe freisetzen, die dein Nervensystem irritieren und eventuell sogar krebserregend sind. Beim Kochen entstehen aus stark erhitzten Pflanzenölen oxidierte Stoffe, und wenn du eine beschichtete Pfanne nutzt, können winzige PFAS-Partikel in dein Essen gelangen.

Vielleicht gönnst du dir ein Glas Wein zum Runterkommen. Für den Kopf ist das oft ein angenehmes Ritual. Für deine Leber jedoch bedeutet es Alkohol, Sulfite und oft Histamin. Also noch eine Runde Mehrarbeit für ein Organ, das bei HPU ohnehin auf Hochtouren läuft.

Das Wunderbare ist jedoch: Du kannst unglaublich viel tun, um dein HPU-Fass zu entlasten. Du bist nicht ausgeliefert. Ganz im Gegenteil. Du gewinnst Kraft zurück, indem du die vielen kleinen Entscheidungen im Alltag bewusst triffst.

Warum diese kleine Alltagsreise wichtig ist

Sie soll dir keine Angst machen, sondern dir zeigen, wie viel Macht in deinen alltäglichen Entscheidungen steckt. Viele Belastungen entstehen aus winzigen, unbewussten Gewohnheiten. Und genau diese Gewohnheiten kannst du verändern. Schritt für Schritt. Ohne Druck. Ohne Perfektionismus. Jeden Tag ein kleines bisschen mehr.

Nutze eine naturbelassene Creme statt einer mit synthetischen Duftstoffen. Trinke gefiltertes Wasser anstelle von ungefiltertem Leitungswasser. Wähle echtes Essen statt stark verarbeiteter Produkte. Jede dieser Entscheidungen entlastet deinen Körper, und genau diese kleinen Veränderungen holen deinen Stoffwechsel wieder näher an sein Gleichgewicht heran.

Lass uns nun gemeinsam die Alternativen anschauen, die deine Entgiftung spürbar leichter machen können. Stell dir vor, du würdest denselben Alltag noch einmal durchlaufen – aber diesmal mit kleinen Entscheidungen, die deinen Körper wirklich entlasten. Genau das ist der Kern einer HPU-freundlichen Umgebung. Du nimmst deinem Körper Last ab, damit er wieder Kraft für das Wesentliche hat.

So vermeidest du die Belastung mit Toxinen

1. Allgemein

Kosmetik

Inzwischen gibt es zahlreiche Apps, mit denen man Kosmetikprodukte auf schädliche Inhaltsstoffe prüfen kann. Ich nutze gerne die App *CodeCheck*, mit der man einfach mit dem Handy den Barcode des Produkts scannt und direkt angezeigt bekommt, ob und wenn ja wie viele und welche bedenklichen Stoffe in einem Kosmetikprodukt enthalten sind. Es kann augenöffnend sein, derart ausgerüstet den eigenen Badschrank zu scannen bzw. neue Produkte einzukaufen. Meistens sind Produkte aus dem Bereich der Naturkosmetik besser geeignet als die konventionellen.

Gefiltertes Wasser

Ein hochwertiger Wasserfilter (aus Aktivkohle oder eine Umkehrosmoseanlage) reduziert Medikamentenrückstände, PFAS, Mikroplastik, Nitrat und Pestizide. Dein Körper muss dann deutlich weniger entgiften.

Frische, unverarbeitete Lebensmittel

Wenn du Gemüse, Obst, Fleisch und Fisch möglichst naturbelassen einkaufst, ersparst du deinem Körper unzählige Zusatzstoffe. Wenn möglich, wähle Produkte in Bio-Qualität.

Glas statt Plastik

Bewahre Lebensmittel in Glasbehältern auf. Sie geben keine Weichmacher ab und halten Aroma und Qualität stabil. Nutze auch beim Schneiden von Lebensmitteln keine Schneidebretter aus Plastik, denn hier lösen sich bei jedem Schneidevorgang kleine Partikel aus dem Plastik, die in deinem Essen landen. Konservendosen können in ihrer Innenbeschichtung Weichmacher enthalten. Weichmacher stören vor allem das Hormonsystem. Versuche, darauf zu verzichten.

Schonende Essenszubereitung

Nutze Edelstahl-, Keramik- oder gusseiserne Pfannen. Erhitze Öle nur moderat und bevorzuge hitzestabile Sorten wie Ghee oder Kokosöl.

Sanfte Reinigungs- und Duftalternativen

Nutze im Büro oder zu Hause möglichst wenig künstliche Duftstoffe (auch nicht im Waschmittel). Nutze besser Öko- oder hypoallergene Produkte. Verzichte auf Parfum oder sprühe es zumindest nicht direkt auf die Haut. Viele (auch Markenparfums) enthalten Stoffe, die das Hormonsystem schon in sehr geringen Mengen empfindlich stören können.

2. Unterwegs

Eigene Trinkflasche aus Glas oder Edelstahl

Damit vermeidest du Mikroplastik und Aluminiumkontakt, und du hast dein sauberes Wasser immer dabei.

„Coffee to stay“ oder im eigenen Thermobecher

So vermeidest du Mikroplastik aus Einwegbechern und tust gleichzeitig etwas für die Umwelt.

3. Snacks und Pausen

Natürliche Zwischenmahlzeiten

Nüsse, frisches Obst, ein hartgekochtes Ei oder ein glutenfreier Riegel ohne Zusatzstoffe belasten den Darm weniger als stark verarbeitete Snacks.

Zuckerarme Getränke

Kräutertee, Wasser mit einem Spritzer Zitrone oder ungesüßter Eistee sind echte Entlastungen für dein Nervensystem.

4. Am Abend und zu Hause

Duftfreie Kerzen oder ein Diffusor mit naturreinen Ölen

Kein Paraffin, kein künstlicher Duftnebel, der deine Schleimhäute reizt.

Alkoholfreie Alternativen zum Rotwein am Abend

Ein Tee mit Kräutern entlastet deine Leber und verbessert deinen Schlaf.

Materialien bewusst wählen

Wenn du neue Möbel kaufst oder renovierst, achte auf eine geringe Schadstoffbelastung. Massivholz statt Pressspan, natürliche Wandfarben und Teppiche statt Kunststofffasern.

5. In der Nacht

Guter Schlafplatz

Frische Luft im Schlafzimmer, natürliche Textilien und ausgeschaltete Duftstecker geben deinem Körper Ruhe und eine giftfreie Umgebung.

Natürliche Bettwäsche

Baumwolle oder Leinen ohne chemische Ausrüstungen sind hautfreundlicher und frei von flüchtigen Stoffen.

Kleine Schritte, große Wirkung – Diese Alternativen helfen enorm, dein Entgiftungssystem zu entlasten. Jeder Schritt mag sich zunächst klein und unbedeutend für dich anfühlen. Aber in Summe entsteht ein wirklicher Unterschied.

Sanft die Leber unterstützen

Wie kannst du selbst deine Leber sanft bei der Entgiftung unterstützen oder sie entlasten? Hier können Tees und natürliche Nahrungsergänzungsmittel einen wertvollen Beitrag leisten. Im Folgenden erfährst du, welche Inhaltsstoffe dabei hilfreich sein können.

1. Tees

Löwenzahnblätter – der Klassiker für Leber und Galle

Löwenzahnblätter regen die Gallenproduktion an. Das ist entscheidend, denn viele fettlösliche Stoffwechselabfälle werden über die Galle in den Darm ausgeschieden.

Was Löwenzahnblätter konkret bewirken:

- fördern den Gallenfluss
- unterstützen die Leber bei Phase-2-Entgiftungsprozessen (dazu später mehr)
- wirken leicht entwässernd, ohne stark Mineralstoffe zu rauben

Gerade bei Menschen mit „zäher Galle", Völlegefühl oder Fettunverträglichkeit sind sie oft ein Gamechanger.

Zistrosenkraut – der antioxidative Schutzschild

Zistrose ist weniger ein klassisches Ausleitungskraut als vielmehr ein Schutzkraut. Reich an Polyphenolen, fängt sie freie Radikale ab, die bei Entgiftungsprozessen vermehrt entstehen.

Ihr Nutzen:

- bindet oxidativen Stress
- kann die Darmschleimhaut schützen
- wirkt antimikrobiell und antiviral

Ich sehe Zistrose gerne als „Puffer", wenn der Körper gerade viel verarbeiten muss.

Brennnesselblätter – die Nieren freuen sich

Brennnessel aktiviert vor allem die renale Ausscheidung (über die Nieren). Sie erhöht die Urinmenge und hilft, wasserlösliche Stoffwechselprodukte aus dem Körper zu transportieren.

Typische Effekte:

- Förderung der Nierenfunktion
- Unterstützung bei Harnsäure- und Stickstoffausscheidung
- liefert gleichzeitig Mineralstoffe wie Silizium und Kalium

Wichtig: Immer ausreichend trinken – sonst arbeitet sie gegen dich statt für dich.

Schachtelhalmkraut für Struktur und Bindung

Schachtelhalm ist reich an Silizium. Dieses Spurenelement spielt eine Rolle für Bindegewebe, Gefäße und auch für die Bindung bestimmter Stoffe im Körper.

Wozu er beitragen kann:

- Stabilisierung von Schleimhäuten
- Unterstützung der Nieren
- indirekte Hilfe bei der Ausleitung über Strukturstärkung

Schachtelhalm ist kein „Reiniger", sondern eher ein Stabilisator.

Holunderblüten für Lymphe, Haut und Wärme

Holunderblüten wirken schweißtreibend und unterstützen damit die Ausleitung über die Haut – ein oft unterschätztes Entgiftungsorgan.

Ihre Stärken:

- Aktivierung des Lymphsystems
- Förderung der Hautausscheidung
- sanfte Unterstützung bei Infektanfälligkeit

Gerade für Menschen, die wenig schwitzen oder schnell „stauen", sind Holunderblüten sehr wertvoll.

Salbeiblätter für Darm, Schleimhäute und Balance

Salbei wirkt adstringierend, antimikrobiell und regulierend – besonders im Darm und im Mund-Rachen-Raum.

Er hilft:

- bei dysbiotischen Prozessen im Darm
- bei der Stabilisierung der Schleimhäute
- bei übermäßiger Schweißbildung (regulierend, nicht blockierend)

Ein gutes Kraut, wenn Entgiftung mit Reizungen oder Unruhe einhergeht.

2. Natürliche Nahrungsergänzungsmittel

Die Leber ist unser zentrales Stoffwechselorgan. Tag für Tag filtert sie, baut um, neutralisiert und entscheidet, was bleiben darf und was den Körper wieder verlassen muss. Diese Arbeit läuft im Hintergrund ab. Solange die Leber gut funktioniert, merken wir nichts davon. Erst wenn die Leber und die Galle an ihre Grenzen kommen, zeigen sich oft Müdigkeit, Verdauungsprobleme, Unverträglichkeiten oder das Gefühl, innerlich „überlastet" zu sein.

Gerade bei chronischer Belastung, hormonellen Verschiebungen oder einem empfindlichen Stoffwechsel reicht es oft nicht aus, einfach nur „entgiften zu wollen". Entscheidend ist, wie gut die Leberzellen arbeiten können und ob die Abbauprodukte den Körper tatsächlich verlassen. Schutz, Verarbeitung und Abtransport müssen ineinandergreifen.

Mariendistel, Artischocke und Löwenzahnwurzel gehören zu den wenigen pflanzlichen Stoffen, die genau diese drei Ebenen gezielt unterstützen. Sie schützen die Leberzellen, bringen die Galle in Fluss und sorgen dafür, dass Stoffwechselendprodukte den Weg aus dem Körper finden. Schauen wir uns an, wie diese Pflanzen wirken.

Mariendistel – schützt die Leberzelle

Mariendistel (Silymarin) stabilisiert die Zellmembranen der Leberzellen und schützt sie vor oxidativem Stress. Giftstoffe gelangen schwerer in die Zelle, gleichzeitig wird die Regeneration der Leber unterstützt. Mariendistel sorgt dafür, dass die Leber überhaupt leistungsfähig entgiften kann.

Artischocke – bringt die Galle in Fluss

Artischocke regt die Bildung und den Abfluss von Galle an. Viele fettlösliche Stoffwechselabfälle werden über die Galle ausgeschieden. Ohne den Gallenfluss keine Entgiftung – die Artischocke öffnet den Abfluss.

Löwenzahnwurzel – aktiviert und verbindet

Die Bitterstoffe der Löwenzahnwurzel stimulieren Leber und Galle und fördern die Weiterleitung der Abbauprodukte in den Darm. Sie verhindert Stau und unterstützt die tatsächliche Ausscheidung.

Die Entgiftungsphasen der Leber gezielt unterstützen

Die Leber arbeitet hochstrukturiert. Sie entgiftet in zwei genau aufeinander abgestimmten Phasen. Und genau hier entstehen bei HPUlern häufig Probleme: Phase 1 läuft schnell an, Phase 2 kommt nicht hinterher. Das Ergebnis sind Zwischenprodukte, die oft reaktiver sind als das ursprüngliche „Gift".

Nahrungsergänzungsmittel sollten deshalb nicht pauschal die Entgiftung ankurbeln, sondern gezielt ausgleichen. Das ist auch der Grund, warum gängige Entgiftungsmodelle wie zum Beispiel Selleriesaftkuren bei den meisten HPUlern nicht gut funktionieren.

Phase-1-Entgiftung

Aktivierung und Umwandlung

In Phase 1 werden Stoffe chemisch verändert, meist über das Cytochrom-P450-System. Dabei entstehen reaktive Zwischenprodukte.

Unterstützende Nährstoffe:

- **Vitamin B2, B3, B6**
  Cofaktoren zahlreicher Leberenzyme, notwendig für eine geordnete Phase-1-Aktivität.

- **Magnesium**
  Stabilisiert enzymatische Reaktionen und reduziert die Stressbelastung durch Phase-1-Prozesse.
- **Vitamin C**
  Fängt freie Radikale ab, die bei Phase 1 vermehrt entstehen.
- **Selen**
  Bestandteil antioxidativer Enzymsysteme, schützt die Leber während der Umwandlungsprozesse.
- **Zink**
  Beteiligt an zahlreichen Leber- und Antioxidationsenzymen, unterstützt die Regulation von oxidativem Stress in Phase 1.

Ziel: Phase 1 funktionsfähig halten, ohne sie unnötig zu überstimulieren.

Phase-2-Entgiftung

Bindung, Neutralisierung und Ausscheidung

In Phase 2 werden die umgewandelten Stoffe wasserlöslich gemacht, damit sie ausgeschieden werden können.

Wichtige Unterstützer:

- **Glycin, Taurin, Glutamin**
  Aminosäuren für Kopplungsreaktionen, insbesondere Glycin- und Taurinbindung.
- **N-Acetyl-Cystein (NAC)**
  Vorstufe von Glutathion, dem zentralen Entgiftungsmolekül der Leber (Achtung: kann bei Histamin-Intoleranz Probleme machen).
- **Glutathion (direkt oder indirekt über NAC, Glycin und Glutamin)**
  Unverzichtbar für die Neutralisation reaktiver Zwischenprodukte. Glutathion sollte in liposomaler Form eingenommen werden, da es nur so die Darmwand überwinden kann.
- **Sulfurhaltige Verbindungen (zum Beispiel aus MSM)**
  Unterstützen Sulfatierungsprozesse in Phase 2. Sulfatierung bedeutet, dass ein Molekül eine Sulfatgruppe (SO_4) angehängt bekommt. Stell

dir ein Molekül wie einen Schlüssel vor. Durch die Sulfatierung wird an diesen Schlüssel ein kleines Anhängsel drangebaut – die Sulfatgruppe. Dieses Anhängsel verändert, wie der Schlüssel „passt" und funktioniert. Im Körper passiert das in der Leber. Bestimmte Stoffe wie zum Beispiel Hormone, Medikamente oder körpereigene Abbauprodukte werden sulfatiert, damit sie besser wasserlöslich und ausscheidbar werden. Es ist also ein Entgiftungs- und Transportmechanismus. Warum ist das bei HPU relevant? Wenn zu wenig aktives Vitamin B6 (P5P) vorhanden ist, läuft dieser Prozess nicht optimal – weil B6 als Cofaktor für viele dieser Umbauschritte gebraucht wird.

- **Zink**
  Essenziell für zahlreiche Phase-2-Enzyme und die Stabilität der Leberfunktion.

Ziel: Phase 2 so stärken, dass sie Phase 1 sicher „auffangen" kann.

Das Säure-Basen-Verhältnis

Im Kapitel zur Ernährung haben wir bereits kurz über das Säure-Basen-Verhältnis gesprochen. Dieses spielt auch für die Entgiftung eine wichtige Rolle. Ist der Stoffwechsel übersäuert, läuft die Entgiftung schlechter. Achte darauf, vermehrt Basenbildner zu essen (vor allem Gemüse), damit dein Stoffwechsel tagsüber auch zeitweise in einem basischen Bereich ist. Nur dann können nämlich saure Stoffwechselprodukte gelöst und ausgeschieden werden. In der Nacht ist der Stoffwechsel sauer, dann werden die basischen Stoffe gelöst. Entscheidend ist, dass beide Zustände abwechselnd eintreten.

Nicht auf „viel hilft viel" hereinfallen

Ganz wichtig für HPUler: Auch wenn bestimmte Mikronährstoffe die Entgiftung unterstützen, gilt niemals das Prinzip „viel hilft viel". Unser Stoffwechsel funktioniert nur dann gut, wenn alle Stoffe in Balance sind. Auch von guten Stoffen können zu viele im Stoffwechsel Schaden anrichten.

Ein Beispiel: Wasser ist lebensnotwendig. Wenn du kein Wasser trinkst, bist du nach drei Tagen wahrscheinlich nicht mehr am Leben. Also müsste viel Wasser auch einen großen gesundheitlichen Nutzen haben, oder? Das ist falsch. Schon ab vier Litern pro Tag wird Wasser für den Körper gefährlich. Ab sechs Litern sogar sehr, da lebenswichtige Elektrolyte damit aus dem Gleichgewicht gebracht werden. Genauso ist das auch bei Mikronährstoffen. Eine gute Entgiftungsunterstützung erkennst du daran, dass du dich stabiler fühlst, Nahrungsergänzungsmittel und Lebensmittel besser verträgst und insgesamt ruhiger bist.

Bindemittel unterstützen die Entgiftung in der HPU-Therapie

Bindemittel können in der HPU-Therapie eine sinnvolle unterstützende Rolle spielen, insbesondere wenn Darm, Leber und Entgiftungssystem belastet sind. Durch die gestörte Häm-Synthese, oxidativen Stress und häufig bestehende Darmprobleme kommt es bei vielen HPU-Betroffenen zu einer erhöhten Belastung durch Stoffwechselreste, Gallensäuren oder Umwelttoxine. Bindemittel wirken ausschließlich im Darmlumen, also dem Darminneren, und werden nicht systemisch aufgenommen. Ihr Ziel ist es, unerwünschte Substanzen zu binden und deren Rückresorption zu verhindern, um Leber und Darm zu entlasten. Ich nutze dazu gerne Trinkmoor und Zeobent.

Trinkmoor enthält natürliche Huminsäuren, die in der Lage sind, Toxine, Schwermetalle, Stoffwechselabbauprodukte sowie Histamin zu binden. Gleichzeitig wirkt es schleimhautberuhigend und kann entzündete oder gereizte Darmschleimhaut schützen. Gerade bei einer Leaky Gut-Problematik oder empfindlicher Verdauung wird Trinkmoor häufig gut vertragen, da es nicht aggressiv wirkt und zusätzlich die Darmbarriere stabilisieren kann.

Zeobent, eine Mischung aus den Gesteinsmehlen Zeolith und Bentonit, ist ein speziell aufbereitetes Naturmineral mit hoher Bindungskapazität. Es kann Ammonium, Schwermetalle und überschüssige Gallensäuren binden und so sowohl die Darmbelastung als auch die Leberarbeit reduzieren. Ich ziehe es anderen Zeolith-Produkten vor, weil es sich durch eine gute Verträglichkeit und durch eine schleimhautschonende Wirkung auszeichnet, was bei HPU besonders wichtig ist.

Regelmäßig eingesetzt, können Trinkmoor und Zeobent helfen, den Darm zu entlasten, Entzündungsreize zu reduzieren und die Gesamtstabilität des Stoffwechsels in der HPU-Therapie zu unterstützen.

Die Seele entgiften

Entgiftung geschieht jedoch nicht nur auf der sachlichen, stofflichen Ebene. Auch die hochsensible Seele eines HPUlers ist auf Entgiftung angewiesen. Viel zu oft haben HPUler die Verbindung zu sich selbst verloren. Das ist ein natürlicher Prozess, der hilft, Symptome besser aushalten zu können. Indem die Betroffenen raus aus dem Fühlen gehen, erscheinen auch die belastenden Zustände weiter weg. Findet diese Art von Dissoziation über einen längeren Zeitraum statt, fällt es ihnen schwer, eigene Bedürfnisse überhaupt klar wahrzunehmen. Dieser Prozess, dieses in Verbindung gehen mit sich selbst, muss oft erst wieder gelernt werden – auch auf der Gefühlsebene.

Eine einfache Übung dazu kann folgendermaßen aussehen: Setz dich bequem hin. Atme zweimal tief durch die Nase ein und durch den Mund wieder aus. Schließe deine Augen und spüre. Was ist gerade los in deinem Körper? Ist er locker oder verspannt, warm oder kalt? Wie fühlt sich dein Nacken an? Löse die Zunge vom Gaumen und trenne Ober- und Unterkiefer voneinander. Das nimmt Anspannung aus dem ganzen Körper.

Nimm nun die Zustände deiner Körperteile wahr, ohne sie zu bewerten. Nichts ist gut oder schlecht, alles ist so, wie es gerade ist. Wie geht es deinem Kopf? Ist er schwer oder leicht? Wie fühlen sich deine Schultern und dein Nacken an? Locker oder verspannt? Wie ist deine Atmung? Flach oder tief? Wie fühlst du dich gerade? Entspannt oder gestresst? Reise auf diese Art wie eine Bodyscanner durch deinen Körper und nimm ihn bewusst wahr.

Nach deiner liebevollen Bestandsaufnahme darfst du dich fragen: Was brauche ich gerade? Was brauche *ich* gerade, damit es mir gut geht? Die

Antwort fällt immer wieder anders aus. Manchmal ist es eine Tasse warmer Tee, manchmal eine Umarmung von einem geliebten Menschen, manchmal ein paar Dehnungsübungen auf deiner Yogamatte … Wichtig ist, dass du wieder in eine gute Verbindung mit dir selbst kommst und lernst zu beurteilen, was dir guttut und was nicht. Denn nur wer seine Bedürfnisse spüren kann, kann auch gut für sich sorgen. Und es ist an der Zeit, sehr gut für dich zu sorgen, „weil ich es mir wert bin!"

Dazu gehört auch, kritisch zu wählen, was dein Kopf konsumieren darf. Braucht es den Horrorfilm im Kino? Oder die Nachrichten jeden Tag? Meist sind es nur schlimme Nachrichten, an denen du nichts ändern kannst. Sie belasten dich unnötig.

Du darfst dich auch fragen, welche Beziehungen dir Kraft bringen und welche dir deine Kräfte rauben. Das spürt man nach einem Treffen mit den betreffenden Personen meist sehr genau. Hab den Mut, dich aus Bindungen zu lösen, die dich belasten.

Deine Beziehung zu dir selbst

Manchmal ist es hilfreich, sich wie sein eigenes Kind zu behandeln. Stell dir vor, dein Kind ist krank. Natürlich gibst du ihm dann die Medizin, die es braucht. Aber damit es gesund wird, braucht es auch eine gute Suppe, viel Ruhe, eine Kuscheleinheit mit dir und das Gefühl, dass es sicher ist. Sei für eine Weile dein eigenes Kind und umsorge dich auf allen Ebenen so fürsorglich und liebevoll, wie du es mit deinem Kind tun würdest. Das haben viele HPUler nämlich mit der Zeit verlernt, weil sie immer fürchten, negativ aufzufallen oder anderen durch ihre vielen Symptome und Unzulänglichkeiten den Spaß zu verderben. In der HPU-Therapie ist es wichtig, dass du deine Bedürfnisse wieder in den Vordergrund stellst. Das ist nicht egoistisch, das ist ein notwendiger Schritt in Richtung Gesundwerden. Denn nur wenn du spürst, was du gerade brauchst, kannst du wieder eine Verbindung zu dir selbst aufbauen.

KAPITEL 9

Die LEBEN-Methode – Säule 4: Energie- und Mikronährstoffaufbau

In diesem Kapitel widmen wir uns dem, was die meisten für die eigentliche HPU-Therapie halten – dem Energieaufbau durch Mikronährstoffe. Das ist zweifelsfrei eine wichtige Säule der HPU-Therapie, denn wenn Mikronährstoffe im Mangel sind, kann der Stoffwechsel rein biochemisch nicht richtig funktionieren; aber sie ist nicht die einzige. Behalte bitte immer im Hinterkopf, dass du die größten Verbesserungen und Erfolge dann erzielst, wenn du alle Punkte der LEBEN-Methode (Labor, Ernährung, Belastungsreduktion, Energie- und Mikronährstoffaufbau und Nervensystemregulation) berücksichtigst.

Was du wissen musst:

- Dein Körper kann nur dann nachhaltig regenerieren, wenn genug Bausteine vorhanden sind. Eiweiß, Vitamine, Mineralstoffe und Spurenelemente bilden die Grundlage für Häm-Aufbau, Entgiftung, Hormone und Nervensystem.
- Bei HPU sind viele Speicher gleichzeitig geleert, weil durch oxidativen Stress, Stresshormone, Darmprobleme und Entgiftung dauerhaft mehr Mikronährstoffe verbraucht werden als nachkommen.
- Energieaufbau heißt nicht, „so viel wie möglich einzuwerfen", sondern passende Mikronährstoffe, in der richtigen Reihenfolge, zum richtigen Zeitpunkt und in einer für deinen Körper verträglichen Dosis einzunehmen.

- Ohne stabile Basis (ausreichend Eiweiß, Darm- und Leberunterstützung, gute B6-Versorgung) können selbst hochwertige Supplemente nicht richtig wirken und verstärken im schlimmsten Fall sogar Symptome.
- Ziel dieses Kapitels ist, dir zu zeigen, wie du deine Speicher Schritt für Schritt auffüllst, ohne dein System zu überfordern – damit deine Energie nicht nur kurz hochschießt, sondern stabiler wird.

Du brauchst mit der Einnahme der Mikronährstoffe nicht zu warten, bis deine Laborwerte da sind. Für die ersten vier Wochen der HPU-Therapie hat sich nämlich ein Basisplan bewährt, der den Einstieg in die Therapie sanft und nebenwirkungsarm gestaltet und der meist allen HPUlern (unabhängig von den Laborwerten) gleichermaßen guttut. Am effektivsten wirkt dieser Plan, wenn du ihn parallel zur antientzündlichen HPU-Ernährung durchführst.

Achte bei der Wahl deiner Nahrungsergänzungsmittel auf folgende Kriterien:

- Produktion möglichst in Deutschland oder der EU (hier gelten strengere Qualitätskriterien als in anderen Ländern)
- Reinheit (keine Farb-, Konservierungs- oder technischen Hilfsstoffe wie Magnesiumstearat oder Titandioxid)
- Eine passende Dosis für deine Bedürfnisse
- Ausgewiesene, unabhängige Laborprüfung des Produkts auf Schwermetalle

Nebenwirkungsarmer Einstieg in die HPU-Therapie

Ich verstehe den Impuls, direkt Vitamin B6 supplementieren zu wollen sehr gut, nach allem, was du hier bereits über die Wichtigkeit von B6 gelesen hast. Doch das ist oft keine gute Idee (diese Erfahrung mussten leider schon viele HPUler machen).

B6 ist so zentral für die Entgiftung, die Bildung von Magensäure und die Herstellung von Nervenbotenstoffen (und vielen anderen Prozessen im Körper) und hat meist so lange gefehlt, dass daraus ein Normalzustand für dich entstanden ist, der nicht normal ist. Du bist es gewohnt, kaum Nervenbotenstoffe bilden zu können, mehr schlecht als recht zu entgiften und einen Stoffwechsel zu haben, der nicht unbedingt einen Preis für hervorragende Performance in allen Disziplinen gewinnt.

Wenn du in dieses System größere Mengen B6 gibst, kann sich das sehr überwältigend anfühlen, denn auf einmal werden Stoffwechselwege angestoßen, die lange Zeit wie ein Rinnsal dahingeplätschert sind. So wird gleich an mehreren Stellen aus diesem Rinnsal ein reißender Fluss. Es werden Nervenbotenstoffe gebildet, die das Gehirn quasi überschwemmen und zu unguten Gefühlen führen können. Gerade wenn Ängste und Panikattacken ein Thema für dich sind oder waren, ist es ratsam, hier etwas behutsamer vorzugehen. Es kann außerdem zu Übelkeit kommen, wenn nach langer Zeit die Magensäureproduktion zu schnell angeregt wird.

Ähnliches gilt für die Entgiftung. Läuft diese nach einer langen Zeit zu abrupt wieder an, kann der Körper mit den vielen mobilisierten Giftstoffen und Entgiftungsprozessen möglicherweise nicht richtig umgehen. Die Betroffenen berichten mir dann oft, dass sich ihre bereits bestehenden Symptome verstärken. Manche fühlen sich auch regelrecht „vergiftet“. Das soll dir keine Angst machen, aber deutlich zeigen: Finger weg von einem HPU-Kombimittel zu Beginn der Therapie! Auch wenn manche das problemlos vertragen, wollen wir hier kein Risiko eingehen und wählen lieber einen sanften Start.

Diesen sanften Start beschert uns Taurin. Taurin wirkt absolut nicht aufputschend. Oft wird es mit dieser Eigenschaft assoziiert, weil es in Energy-Drinks vorkommt. Hier putscht aber das Koffein auf, nicht Taurin.

Taurin ist für HPUler ein kleiner Alleskönner und vor allem eine ganz sanfte Vorbereitung auf die spätere Einnahme von B6, denn es sorgt dafür, dass der Stoffwechsel weniger B6 benötigt. Es verbessert die Verdauung, die Entgiftung und die Psyche, setzt also genau an den Schwachstellen an, die die meisten HPUler haben.

Kleiner Alleskönner Taurin

Taurin kann der Körper aus den Aminosäuren Methionin und Cystein selbst herstellen. Dazu braucht er allerdings B6. Daher ist bei vielen HPUlern Taurin oft ebenfalls im Mangel, was negative Auswirkungen auf den Stoffwechsel hat. Unter einem Taurinmangel wird die Gallenflüssigkeit zäher. Zähe Gallenflüssigkeit fließt schlechter aus der Leber ab, sodass die Fettverdauung ins Stocken gerät und fettlösliche Vitamine schlechter aufgenommen werden. Dadurch entstehen schnell Völlegefühl, Übelkeit oder Blähungen. Gleichzeitig arbeitet die Leber unter höherem Druck, was die Entgiftung verlangsamt und Müdigkeit oder Unverträglichkeiten begünstigen kann.

In der Entgiftung spielt Taurin ebenfalls eine wichtige Rolle. Es ist Kopplungspartner von Stoffen, die in der Entgiftungsphase 1 entstehen. Taurin greift sie sich und führt sie in Phase 2 über. Die Phase 1 wird stark durch B6 angeregt. Stell dir das wie eine Fabrik vor, die nach Zufuhr von B6 auf einmal viel mehr Produkte produziert. Taurin hilft dabei, all diese Produkte für den Abtransport vorzubereiten.

Taurin unterstützt zudem die Bildung von Gallensäuren. Gallensäuren benötigt der Körper, um Fette aus der Nahrung überhaupt verwertbar zu machen. Sie emulgieren die Fetttröpfchen, sodass Verdauungsenzyme sie aufspalten können, und ermöglichen anschließend die Aufnahme der fettlöslichen Vitamine A, D, E und K. Außerdem helfen Gallensäuren der Leber, Stoffwechselprodukte und Toxine über den Darm auszuscheiden.

Und damit noch nicht genug: In unserem Gehirn wirkt Taurin beruhigend und gleichzeitig leistungssteigernd (da es die Produktion des wichtigen Nervenbotenstoffs Acetylcholin steigert). Es kann HPUler mit Ängsten und depressiven Episoden wunderbar unterstützen, ohne den Stoffwechsel zu überfordern.

In meiner Erfahrung wird Taurin von den meisten HPUlern sehr gut vertragen. Falls das bei dir anders ist, könnte dies an einem Mangel an Molybdän liegen. Molybdän braucht der Stoffwechsel, um Schwefel abzubauen, das in Taurin enthalten ist. Ob ein Molybdänmangel bei dir vorliegt, kannst du an der Mikronährstoffanalyse im Vollblut ablesen. Oft hilft der Ausgleich dann recht rasch, Taurin besser zu vertragen.

Zink

Zink ist der zweite Stoff in der Einführungsphase der HPU-Therapie, wo es mehrere zentrale Prozesse stabilisiert. Es unterstützt die Bildung von Magensäure und Verdauungsenzymen, was die Nährstoffaufnahme verbessert, und wirkt gleichzeitig regulierend auf das Immunsystem. Außerdem braucht der Körper Zink für die Aktivität zahlreicher Enzyme, die bei HPU geschwächt sind, etwa im Bereich Entgiftung, antioxidativer Schutz und Neurotransmitterstoffwechsel. Da der Zinkspiegel bei HPUlern oft besonders niedrig ist, sorgt die frühe Ergänzung für mehr Stoffwechselstabilität und legt die Grundlage für die Verträglichkeit weiterer Nährstoffe wie B6.

Zink hat eine hohe Bioverfügbarkeit, das bedeutet, dass es optimal vom menschlichen Stoffwechsel aufgenommen werden kann, wenn es an unterschiedliche Substanzen gebunden ist. Eine gute Kombination ist hier zum Beispiel Zinkpicolinat, Zinkmalat und Zinkbisglycinat, während die Bioverfügbarkeit von Zinksulfat eher mäßig ist.

Bindemittel Trinkmoor

Trinkmoor wirkt in der Einführungsphase der HPU-Therapie wie ein sanfter Ordnungshelfer für den Darm und das gesamte Entgiftungssystem. Die enthaltenen Huminsäuren binden Reizstoffe, Histamin und Stoffwechselrückstände, ohne den Körper auszutrocknen oder ihm Mineralstoffe zu entziehen. Gleichzeitig beruhigen die enthaltenen Gerbstoffe die Darmschleimhaut, was vielen Betroffenen mehr Verträglichkeit für Nahrung und Supplemente verschafft. So schafft Trinkmoor eine ruhigere Basis im Verdauungstrakt, stabilisiert den Stoffwechsel und erleichtert den weiteren Aufbau der Therapie deutlich.

Darmstärkung mit L-Glutamin

L-Glutamin stärkt in der Einführungsphase der HPU-Therapie vor allem die Darmschleimhaut, die bei vielen Betroffenen durch Stress, Histamin oder Nährstoffmängel gereizt ist. Die Zellen des Dünndarms nutzen Glutamin direkt als Energiequelle, sodass sich undichte oder entzündete Bereiche schneller beruhigen können. Dadurch verbessert sich die Aufnahme wichtiger Mikronährstoffe, während gleichzeitig weniger Reizstoffe in den Körper gelangen. So schafft Glutamin eine stabilere Verdauungsbasis und macht den Stoffwechsel insgesamt belastbarer für die nächsten Schritte der Therapie. Glutamin ist außerdem ein Baustein von Glutathion – der Hauptentgiftungssubstanz des Körpers.

So können die ersten vier Wochen einer HPU-Therapie aussehen

Woche 1:

Taurin 500 mg (morgens), Zink 10 mg (abends), am besten mit Abstand von drei Tagen einführen, um die Verträglichkeit zu prüfen.

Woche 2:

Taurin 500 mg (morgens), Zink 20 mg (abends)

Woche 3:

Taurin 500 mg (morgens), Zink 20 mg (abends), Trinkmoor (10 ml morgens, 10 ml nachmittags)

Woche 4:

Taurin 500 mg (morgens), Zink 20 mg (abends), Trinkmoor (10 ml morgens, 10 ml nachmittags), L-Glutamin 2 x 3 g

	Taurin	Zink	Trinkmoor	L-Glutamin
Woche 1	500 mg	10 mg		
Woche 2	500 mg	20 mg		
Woche 3	500 mg	20 mg	2 x 10 ml	
Woche 4	500 mg	20 mg	2 x 10 ml	2 x 3 g

Die Basistherapie

Inzwischen sind sicher deine Laborwerte eingetroffen und du kannst mithilfe der Tabelle im Kapitel zum Labor überprüfen, wo genau dein Stoffwechsel Unterstützung braucht. Die meisten HPUler behalten die Einnahme von Taurin und L-Glutamin noch bei, wenn sie mit der detaillierten und individuellen Mikronährstofftherapie starten.

Folgende Grundregeln haben sich in der HPU-Therapie vielfach bewährt: Was zählt, ist nicht die Menge, sondern das Zusammenspiel der Nährstoffe. Eine langsame, schrittweise Einführung ist deutlich erfolgversprechender als ein schneller Start. Neue Präparate solltest du einzeln und mit einigen Tagen Abstand einführen, damit Unverträglichkeiten klar erkennbar bleiben.

So kann ein Basisplan für die Mikronährstoffe nach der Einführungsphase aussehen

Die beiden Tabellen auf den folgenden Seiten bieten dir eine Übersicht über den Basis-Therapieplan – Diese Nahrungsergänzungsmittel haben sich in der HPU-Therapie bewährt und können von den meisten HPUlern dauerhaft eingenommen werden.

Der HPU-Basis-Therapieplan: Was jeder Baustein im Stoffwechsel bewirkt

Damit du besser einordnen kannst, welcher Mikronährstoff welche Aufgabe erfüllt, schauen wir uns die einzelnen Bausteine des Therapieplans der Reihe nach an. So erkennst du, warum jede dieser Komponenten im HPU-Stoffwechsel wirklich gebraucht wird.

1. HPU-Kombi-Präparat – der Ausgleich der zentralen HPU-Defizite

Das klassische HPU-Kombipräparat liefert Zink, aktives B6 (P5P), Mangan und etwas Magnesium, genau jene Stoffe, die bei HPUlern oft (aber nicht immer) im Mangel sind. Zink kennst du schon aus der Einführungsphase.

Was?	Wozu?
HPU-Ausgleich nach Bedarf	Zink, aktives Vitamin B6 (PSP), Mangan, wenn alles drei benötigt wird → Kombimittel
Magnesium	Essenzieller Co-Faktor für zahlreiche Stoffwechselprozesse
B-Komplex mit aktiven B-Vitaminen	B-Vitamine brauchen sich zur Aktivierung gegenseitig
Vitamin D3/K2	können wir vor allem im Winter in unseren Breiten nicht selbst bilden, K2 verhindert, dass sich Calcium in Gefäßen ablagert
Omega-3-Fettsäuren	unterstützen insbesondere Histaminabbau und Darmschleimhaut, wirken antientzündlich und Omega-6-Überschuss entgegen
L-Glutamin	unterstützt Darmschleimhaut und Entgiftung, verbessert Leaky Gut
Bindemittel Zeobent oder Trinkmoor	binden Schadstoffe und Histamin im Darm, verhindern Rückvergiftung über enterohepatischen Kreislauf
Multi	Versorgung mit vielen wichtigen Cofaktoren der Enzyme
essenzielle Aminosäuren (EAA)	unterstützen Eiweißversorgung, vor allem bei Vegetariern sinnvoll, geben Energie

B6 braucht der Stoffwechsel für Entgiftung, Neurotransmitterbildung, Hormone und den Energiestoffwechsel. Da HPUler oft Schwierigkeiten bei der Umwandlung von inaktivem in aktives B6 haben, sollte hier nur die aktive Form P5P zum Einsatz kommen.

Mangan stabilisiert deine antioxidativen Systeme und unterstützt die Mitochondrien. Magnesium dient als Co-Faktor vieler Enzyme und hält Reaktionen überhaupt erst in Gang. Es dient hier nur als sinnvoller Füllstoff in der Kapsel, meist brauchen HPUler wesentlich mehr Magnesium als in die Kapsel des HPU-Kombimittels hineinpasst.

Diese Kombination schafft die biochemische Basis, mit der dein Stoffwechsel wieder arbeitsfähig wird. Die Kombination passt für viele HPUler, aber nicht für alle. Wenn du zum Beispiel in der Mineralstoffanalyse einen Manganüberschuss statt eines Mangels hast, ist ein HPU-Kombimittel für dich nicht geeignet. In diesem Fall solltest du auf B6 und Zink einzeln zurückgreifen.

Was?	**Wie viel pro Tag?** (grober Richtwert, individuell anpassen)	**Wann?** (grober Richtwert, individuell anpassen)
Vitamin B6	5–45 mg, langsam steigern	1. Tageshälfte
Zink	10–50 mg	auf vollen Magen
Mangan	2–6 mg	beliebig
ODER HPU-Kombi-Präparat (and you basic)	1–3 Kapseln (langsam steigern)	zum oder nach dem Frühstück
Magnesium (kein Mg-Oxid)	400–800 mg	über den Tag verteilt
B-Komplex mit aktiven B-Vitaminen	1 Kapsel	zum oder nach dem Mittagessen
Vitamin D3	ca. 5000 Einheiten, mit Vitamin-D-Rechner ausrechnen	zu einer fetthaltigen Mahlzeit
Vitamin K2	150–200 µg	zu einer fetthaltigen Mahlzeit
Omega-3-Fettsäuren	1 TL Fischöl, mit Astaxanthin bei Histaminproblemen	zu einer fetthaltigen Mahlzeit
L-Glutamin	2 x 3–5 g	ca. 30 Minuten vor einer Mahlzeit
Multi	1 Kapsel	am Abend
essenzielle Aminosäuren (EAA)	10 Presslinge oder 2 Messlöffel Pulver	morgens und mittags nüchtern oder zum Essen
Zeobent ultrafein **oder** Trinkmoor	sehr langsam einschleichen auf bis zu 3 x ½ TL langsam einschleichen auf bis zu 3 x 10 ml	nach dem Essen, kein Abstand zu Essen oder NEM nötig, Abstand zu Arzneimitteln mind. 1,5 Stunden

2. Magnesium – der Co-Faktor, der fast alles möglich macht

Magnesium ist für mehrere hundert Stoffwechselreaktionen unerlässlich und sorgt dafür, dass Energieproduktion, Nervensystem und Enzyme überhaupt funktionieren. Bei HPU ist der Bedarf oft erhöht, wodurch Magnesium schnell Mangelware wird. Wenn es ergänzt wird, läuft vieles ruhiger – das Nervensystem, die Muskulatur und die Aktivierung zahlreicher Vitamine und Enzyme.

Es ist wichtig zu wissen, dass bei einem Magnesiummangel sehr viele Stoffwechselwege eingeschränkt sind. HPUler sollten ihren Magnesiumspiegel daher immer auf einem guten Niveau halten. Magnesium kann man grundsätzlich bis zur Durchfallgrenze einnehmen. Am besten über den Tag verteilt, da es so am besten aufgenommen werden kann.

Folgende Magnesiumformen sind für HPUler *nicht* geeignet:

- **Magnesiumoxid** – Es hat eine schlechte Bioverfügbarkeit und vermindert Magensäure.
- **Magnesiumcarbonat** – Es hat eine schlechte Bioverfügbarkeit.
- **Magnesiumcitrat** – Es hat zwar eine sehr gute Bioverfügbarkeit, jedoch verursachen Citratverbindungen bei einer Histamin-Intoleranz oft Probleme, indem sie Histaminsymptome verstärken.

Folgende Magnesiumformen sind für HPUler *besonders gut* geeignet:

- **Magnesiumbisglycinat** – Es wirkt vor allem beruhigend auf Nerven und Muskeln, ist gut verträglich und besonders bei Stress, innerer Unruhe und Schlafproblemen geeignet.
- **Magnesiummalat** – Es unterstützt die Energieproduktion in den Zellen und ist bei Müdigkeit, Erschöpfung und Muskelschwäche hilfreich.
- **Magnesiumtaurat** – Es wirkt stabilisierend auf Herz und Nervensystem und ist bei Herzklopfen, Stressreaktionen und nervöser Anspannung geeignet.
- **Magnesiumgluconat** – Es unterstützt allgemeine Stoffwechselprozesse. Die sanfte Magnesiumform eignet sich für eine grundlegende Versorgung, auch bei empfindlichem Magen.

- **Magnesium-L-Threonat** – Es unterstützt die Magnesiumversorgung im Gehirn und kann Konzentration, geistige Leistungsfähigkeit und Stressverarbeitung fördern.

3. B-Komplex – Teamarbeit für die Aktivierung deiner Enzyme

B-Vitamine arbeiten nie isoliert. Sie brauchen sich gegenseitig, um aktiviert zu werden und ihre Aufgaben erfüllen zu können. Ein B-Komplex mit aktiven B-Vitaminen stellt sicher, dass keine Engpässe entstehen. Weder bei der Energieproduktion noch bei der Entgiftung oder bei der Bildung deiner Neurotransmitter. Gerade bei HPU, wo der Bedarf erhöht und die Aktivierung erschwert ist, macht ein aktiver B-Komplex enorm viel aus.

4. Vitamin D3 + K2 – Regulation, Schutz und Stoffwechselstabilität

Vitamin D3 können wir im Winter kaum selbst bilden, brauchen es aber für Immunsystem, Stimmung, Knochengesundheit und Stoffwechsel. K2 sorgt dafür, dass das Calcium, das durch D3 mobilisiert wird, wirklich im Knochen landet – und nicht in den Gefäßen. Dieses Zusammenspiel hilft also, Mangelzustände auszugleichen, die Immunlage zu stabilisieren und die Gefäße zu schützen. Wie viel Vitamin D dein Stoffwechsel benötigt, kannst du mit einem der zahlreichen Vitamin-D-Rechner im Internet ausrechnen. Du brauchst dazu nur dein Gewicht und deinen aktuellen Laborwert.

5. Omega-3-Fettsäuren – entzündungshemmend und darmfreundlich

Omega-3 wirkt gleich an mehreren Stellen, die bei HPU geschwächt sind. Es beruhigt Entzündungen, stärkt die Darmschleimhaut, unterstützt den Histaminabbau und wirkt einem Omega-6-Überschuss entgegen. Gerade bei gereiztem Nervensystem oder einem empfindlichen Darm spüren viele Betroffene eine deutliche Erleichterung.

Wichtig bei der Auswahl eines guten Omega-3-Präparats sind die Frische (wird vom TOTOX-Wert angezeigt, der unter 10 sein sollte) und eine Schwermetallanalyse aus einem unabhängigen Labor mit Datum. Omega-3-Produkte werden aus Fischen oder Algen hergestellt. Beide können mit

Schwermetallen belastet sein. Deshalb ist hier eine Schwermetallanalyse besonders wichtig.

Manche Hersteller publizieren Labordaten ohne Nachweis des Labors und vor allem ohne den Testzeitpunkt. So sparen sie Kosten, da nicht jede Charge geprüft werden muss. Achte daher bei Analysezertifikaten immer darauf, dass sie von einem unabhängigen Labor stammen und ein Analyse-Datum enthalten.

6. L-Glutamin – Aufbauhilfe für die Darmschleimhaut

Glutamin ist Treibstoff für deine Darmzellen. Wenn es fehlt, wird die Schleimhaut dünner, die Barriere löchriger und der Körper belastbarer für Reize und Toxine. Eine gesunde Darmschleimhaut ist aber eine Grundvoraussetzung dafür, dass du Mikronährstoffe aufnehmen kannst und dein Immunsystem nicht permanent im Alarmmodus bleibt.

7. Trinkmoor oder Zeobent – natürliche Helfer zur Entlastung von Darm und Entgiftung

Trinkmoor und Zeobent wirken im Darm wie ein sanftes Bindemittel. Sie nehmen überschüssiges Histamin, Schadstoffe und Stoffwechselprodukte auf und führen sie aus dem Körper. Für viele HPUler ist das eine enorme Erleichterung, weil weniger Reize im Darm ankommen und damit auch weniger Entzündungs- und Stresssignale im Körper zirkulieren.

8. Multi – die Basis für alle kleinen, aber entscheidenden Stellschrauben

Ein gutes Multivitamin liefert die Vielzahl an Co-Faktoren, die Enzyme jeden Tag brauchen, um stabil arbeiten zu können. Gerade bei HPU, wo viele Prozesse gleichzeitig geschwächt sind, schließt ein Multi zuverlässig Lücken. Ich vergleiche es gerne mit einer Gießkanne, die von allem ein bisschen mit in den Stoffwechsel bringt.

9. Essenzielle Aminosäuren (EAA) – Eiweißbausteine ohne Verdauungsstress

Häufig ist bei HPU die Eiweißverdauung eingeschränkt. EAA bieten hier einen Ausweg. Sie liefern alle wichtigen Aminosäuren, ohne die Verdauung zu belasten, stabilisieren den Blutzucker und unterstützen Energiegewinnung, Muskelaufbau und Regeneration. Aus den essenziellen Aminosäuren kann der Körper alle anderen Aminosäuren aufbauen.

Für empfindliche HPUler ist es ratsam, Geduld mitzubringen und jedes neue Nahrungsergänzungsmittel mit einem Abstand von drei Tagen einzuführen. So kann man schnell beurteilen, ob ein Mittel für den Stoffwechsel verträglich ist oder nicht.

Wenn Vitamin B6 Probleme bereitet

Mit dem sanften Therapieeinstieg mit Taurin, Zink, L-Glutamin und dem sanften Bindemittel Trinkmoor in Kombination mit der antientzündlichen Ernährung bereiten wir den Stoffwechsel gründlich auf die Einnahme von Vitamin B6 vor. Immer, wenn ich Vitamin B6 schreibe, meine ich die aktive Form von B6, das P5P. Wie bereits erwähnt, ist die Einnahme von inaktivem B6 nicht ratsam. Auch sogenannte HPU/KPU-Infusionen gibt es nur in der inaktiven B6-Form, weshalb ich davon abrate.

Trotz der guten Vorbereitung durch den sanften Therapie-Einstieg, wie ich ihn hier beschreibe, kann es hin und wieder vorkommen, dass die Einnahme von B6 Probleme bereitet. Das ist in meiner Erfahrung vor allem dann der Fall, wenn eine stark ausgeprägte Histamin-Intoleranz oder das Mastzellaktivierungssyndrom (MCAS) vorliegen. In diesen Fällen reagiert der gesamte Stoffwechsel sehr empfindlich auf viele Stoffe und vor allem auf B6.

Wenn du weißt, dass dich diese Themen betreffen oder du bereits Nebenwirkungen nach der Einnahme von B6 erfahren hast, kann ein noch sanfterer Einstieg sinnvoll sein. Dann funktioniert der Basisplan einfach ohne Vitamin B6 und B-Komplex. Der Trick ist, den Stoffwechsel erst mit anderen wichtigen Mikronährstoffen zu stabilisieren, und dann später das B6 kleinschrittig einzuführen. Das gelingt zum Beispiel mit dem Präparat „and you multi“ aus dem and you-Shop (*andyoushop.de*). Es enthält alle B-Vitamine außer B6 und zudem einige weitere wichtige Mikronährstoffe. Nach zwei bis drei Wochen kann dann das B6 folgen.

Praktische Einführung von B6

„Ich öffne mir eine Kapsel B6 sensitiv mit 5 mg P5P und schütte den Inhalt in einen Eierbecher“, hat mir einmal eine HPUlerin ihr Vorgehen erklärt. „Dann lecke ich meinen Zeigefinger ab und tippe ihn kurz in das B6-Pulver im Eierbecher. Was hängebleibt, lecke ich mit der Zunge ab.“ So kann es aussehen, wenn man B6 langsam einschleicht. Sobald eine Zeigefingermenge gut vertragen wird, darf der Finger zweimal in den Eierbecher wandern usw.

In meinen Kursen habe ich schon viele HPUler mit Histaminproblemen begleitet, die mit dieser B6-Babysteps-Methode P5P problemlos einschleichen konnten und heute Mengen vertragen, die ihren Spiegel stabil halten.

Apropos B6-Einnahmemengen

In der HPU-Therapie variiert nichts so sehr wie die individuellen Einnahmemengen von B6. Es gibt HPUler, denen 10 bis 20 mg aktives B6 pro Tag völlig ausreichen, um ihren B6-Spiegel auf ein gutes Niveau zu bekommen, viele brauchen um die 50 mg pro Tag und einige wenige sogar 75 bis 100 mg. Wer wie viel braucht, um einen guten Spiegel aufzubauen und – noch viel wichtiger –, um sich gut zu fühlen, lässt sich nicht vorhersehen oder an irgendwelchen äußeren Faktoren ablesen. Man muss es, begleitet von regemäßigen Laborkontrollen, schlichtweg für sich ausprobieren und im Hinterkopf behalten, dass diese Menge auch nicht in Stein gemeißelt ist. Sie kann sich im Laufe der Zeit und mit zunehmender Regeneration des Stoffwechsels immer wieder anpassen. Deshalb also immer messen, einnehmen, spüren, messen …

B6 ist zwar wasserlöslich, aber man kann es durchaus überdosieren, wie nahezu alles auf der Welt. Wie wir ja bereits festgestellt haben, kann man sogar Wasser überdosieren. Ich plädiere deshalb immer dafür, bei allen Nahrungsergänzungsmitteln so viel wie nötig und so wenig wie möglich einzunehmen.

Viel hilft nicht viel
Unser Stoffwechsel muss im Gleichgewicht sein. Er braucht von jedem Stoff genau die richtige Menge. Nicht zu viel, nicht zu wenig.

Ich vergleiche das gerne mit einer Pflanze, die lange nicht gegossen wurde. Wenn wir es gut meinen und sie nach dem Prinzip: „Gefahr erkannt, viel hilft viel" behandeln, geht sie ein, denn dann faulen die Wurzeln, obwohl Wasser lebensnotwendig für Pflanzen ist – aber eben nur im richtigen Maß.

Weitere wichtige Nährstoffe

Die Basis für eine gute Grundversorgung ist nun gelegt. Im Folgenden schauen wir uns an, was es braucht, damit sich auch wirklich alle Rädchen wieder in die richtige Richtung drehen.

Hierfür erhältst du auf den folgenden Seiten eine Übersicht über einen Bedarfs-Therapieplan – Diese Nahrungsergänzungsmittel kannst du bei individuellem Bedarf zur Basistherapie ergänzen. Alle Angaben dienen der groben Orientierung.

Der HPU-Bedarfs-Therapieplan: Was jeder Nährstoff im Stoffwechsel bewirkt

1. Selen, Chrom und Molybdän

Diese Spurenelemente sollten nur ergänzt werden, wenn ihre Blutspiegel unterhalb des mittleren Normbereichs liegen. Sie unterstützen zentrale

Was?	Was beachten?
Selen, Chrom, Molybdän	nur bei Spiegel unterhalb des mittleren Normbereichs, regelmäßig im Blut überprüfen lassen
Eisen	bei zu niedrigen Ferritinspiegeln schlägt HPU-Therapie nicht so gut an, bei sehr niedrigem Spiegel auch Infusionen denkbar, Eisenbisglycinat beste Studienlage
Vitamin C als Ester-C oder PureWay-C	senkt Histamin, tolles Antioxidans
Vitamin B9 (als Methylfolat), keine „Folsäure"	vor allem bei MTHFR-Mutation sinnvoll, um Methylierungszyklus zu stabilisieren
Jod (als Alge) oder Kaliumiodid (bei Histaminintoleranz)	unterstützt Schilddrüse, Entgiftung, Hormonbildung und vieles mehr
Q10 (als Ubiquinol)	unterstützt Mitochondrien, nimmt ab 40 ab, verschafft mehr Energie, gut bei starker Erschöpfung
SAMe	hilft, Histamin abzubauen und Melatonin aufzubauen, gut bei Histaminose und Depressionen, nicht in Kombination mit Antidepressiva vom Typ SSRI
Kalium	verbessert Verdauung, Energie und hilft bei Muskelschmerzen
Bor	wichtig für Vitamin D, Knochen und Steroidhormone

Entgiftungs- und Stoffwechselprozesse, die bei HPU oft geschwächt sind. Selen wirkt antioxidativ und unterstützt die Schilddrüse, Chrom stabilisiert den Blutzucker und Molybdän hilft beim Abbau schwefelhaltiger Stoffwechselprodukte. Regelmäßige Kontrollen sind wichtig, weil eine Überversorgung hier nicht sinnvoll wäre.

2. Eisen

Ist der Ferritinwert zu niedrig, spricht die gesamte HPU-Therapie schlechter an. Eisen wird für Energieproduktion, Sauerstofftransport und Methylierungsprozesse benötigt. Besonders Frauen mit sehr niedrigem Speicher (< 20 ng/ml) profitieren oft von Infusionen oder gut bioverfügbarem

Was?	Wie viel pro Tag?	Wann?
Selen als Natriumselenit, Chrom, Molybdän	Selen: 150–200 µg, Chrom und Molybdän: 100 µg	Selen morgens nüchtern, Chrom und Molybdän beliebig
Eisen	20 mg pro Tag, evtl. Infusionen bei sehr niedrigem Spiegel	zusammen mit Vitamin C, Abstand zu Selen, vor oder 2 Stunden nach einer Mahlzeit
Vitamin C als Ester-C	600–800 mg	zum oder nach dem Mittagessen
Vitamin B9 (als Methylfolat), keine „Folsäure"	400–800 µg	eher vormittags, da anregend
Jod	150–200 µg	beliebig
Q10	120–200 mg	mit fetthaltiger Mahlzeit
SAMe	200–400 mg	abends zur Entspannung, senkt Histamin
Kalium/Magnesium/ Vitamin C (Kombimittel)	ca. 500 mg	am Abend
Bor	3–6 mg	zu einer Mahlzeit, Tageszeit beliebig

Eisen-Bisglycinat. Ohne stabile Eisenspeicher kann der Körper viele Stoffwechselfunktionen nicht zuverlässig ausführen.

Manchmal bereitet es HPUlern Schwierigkeiten, den Ferritinspiegel anzuheben. Hier kann Lactoferrin helfen. Lactoferrin ist ein natürliches Protein (das zum Beispiel auch in Muttermilch vorkommt), das Eisen wie ein Magnet an sich bindet. Im Darm nimmt es das Eisen auf und schleppt es gezielt in die Darmzellen, wo es besser verwertet werden kann – viel effektiver als normales Eisen allein. Gleichzeitig dämpft es Entzündungen, die sonst die Eisenaufnahme blockieren würden. So kommt mehr Eisen ins Blut, ohne dass es frei herumschwirrt und Zellschäden verursacht.

3. Vitamin C (als Ester-C)

Vitamin C wirkt antioxidativ und senkt Histamin – zwei entscheidende Faktoren bei HPU, da der Körper mit erhöhtem oxidativem Stress und oft mit Reizreaktionen zu tun hat. Ester-C ist magenfreundlicher und wird häufig besser vertragen als andere Vitamin C-Formen. Es stabilisiert das Immunsystem, unterstützt die Nebennieren und verbessert die Regeneration des Gewebes.

4. Vitamin B9 (nur als Methylfolat, niemals synthetische Folsäure, ideal mit Vitamin B12)

Vitamin B9 – besser bekannt als Folat – ist essenziell für viele Grundprozesse im Körper. Methylfolat ist die bereits aktivierte, natürliche Form, die der Körper direkt nutzen kann. Das ist vor allem bei HPU und MTHFR-Mutationen von Bedeutung. Viele Menschen haben durch genetische Varianten im MTHFR-Gen ein Problem, da ihr Körper die übliche synthetische Folsäure (aus vielen Multivitaminen) nicht entsprechend umwandeln kann. Das führt dazu, dass sich der Methylierungszyklus verstopft – ein zentraler Stoffwechselkreislauf, der für drei wichtige Prozesse sorgt:

- **Energieproduktion:** Er hilft, Nährstoffe in nutzbare Energie umzuwandeln.
- **Entgiftung:** Er unterstützt die Leber bei der Ausscheidung von Schadstoffen.
- **Gehirnstoffwechsel:** Er baut Neurotransmitter wie Serotonin und Dopamin auf, die für gute Laune und Konzentration wichtig sind.

Bei HPU ist dieser Kreislauf oft ohnehin gestört, was Müdigkeit, Reizbarkeit und Konzentrationsprobleme verstärkt. Methylfolat umgeht das Umwandlungsproblem komplett und bringt den Prozess wieder ins Lot.

Warum solltest du niemals zu synthetischer Folsäure greifen? Sie lagert sich bei Umwandlungsstörungen im Blut an, blockiert sogar den Folattransport und kann paradoxerweise die Beschwerden verschlimmern. Daher solltest du immer Präparate mit Methylfolat (auch 5-MTHF genannt) wählen und sie idealerweise mit Methylcobalamin (aktivem B12) kombinieren – die beiden arbeiten im Methylierungssystem zusammen wie Schlüssel und Schloss.

5. Jod (als Kelp oder Kaliumjodid bei Histamin-Intoleranz)

Jod ist unverzichtbar für die Bildung von Schilddrüsenhormonen, die wiederum Stoffwechsel, Energiehaushalt und Temperaturregulation steuern. Das ist den meisten Menschen bekannt. Bei HPU ist die Schilddrüse häufig mitbetroffen. Kelp bietet alle Jodformen und unterstützt neben der Schilddrüse auch alle Körperzellen, die auf Jod angewiesen sind, während Kaliumjodid bei einer Histamin-Intoleranz oft besser verträglich ist. Richtig dosiert kann Jod entscheidend zur Hormon- und Stoffwechselbalance beitragen.

Da Jod zudem an vielen weiteren Stellen im Körper gebraucht wird, möchte ich hier noch etwas weiter ausholen:

- **Brustdrüsen:** Jod ist wichtig für das Wachstum und die Entwicklung der Brustdrüsen bei Teenagern. Es wird außerdem für die Produktion von Milch in den Brustdrüsen während des Stillens benötigt.
- **Magen:** Jod wird im Magen gebraucht, um die Produktion von Magensäure zu unterstützen. Das ist ganz wichtig für HPUler, deren Magensäure aufgrund des häufigen B6-Mangels oft ohnehin bereits reduziert ist.
- **Speicheldrüsen:** Jod ist wichtig für die Produktion von Speichel, der zur Verdauung beiträgt.
- **Eierstöcke:** Jod wird im Körper benötigt, um den Östrogenspiegel zu regulieren und die Funktion der Eierstöcke zu unterstützen. Frauen mit HPU leiden häufig unter einem Progesteronmangel und einer Östrogendominanz.
- **Hoden:** Jod ist wichtig für die Produktion von Testosteron und die Funktion der Hoden.
- **Bauchspeicheldrüse:** Jod ist wichtig für die Funktion der Bauchspeicheldrüse, die Insulin produziert und den Blutzuckerspiegel reguliert. Viele unbehandelte HPUler haben Schwierigkeiten, ihren Blutzuckerspiegel adäquat zu regulieren.

- **Jod bei Hashimoto und Morbus Basedow:** Bei beiden Erkrankungen braucht der Körper zwar trotzdem Jod, aber nicht immer. Der richtige Zeitpunkt ist entscheidend. In einem aktuellen Schub ist die Schilddrüse bei Hashimoto entzündet und bei Morbus Basedow in einer chronischen Überfunktion. Da wäre Jod eher kontraproduktiv, da es diese Zustände anheizen könnte. Wenn der Schub abgeklungen ist bzw. sich die Schilddrüse bei Morbus Basedow in einer stabilen Remission befindet, ist der richtige Zeitpunkt gekommen, Jod wohldosiert auszuprobieren.

6. Q10 (als Ubiquinol)

Q10 ist ein zentraler Faktor für die mitochondriale Energieproduktion – und genau dort sind von HPU Betroffene oft geschwächt. Ab dem 40. Lebensjahr sinkt der körpereigene Q10-Spiegel deutlich, weshalb eine Ergänzung spürbar mehr Energie bringen kann. Gerade bei starker Erschöpfung unterstützt Ubiquinol die Zellen direkt bei ihrer Arbeit.

7. SAMe

SAMe steht für S-Adenosyl-Methionin und ist die aktive Form der Aminosäure Methionin. Sie hilft dem Körper, Histamin abzubauen und gleichzeitig Melatonin aufzubauen – eine wichtige Doppelwirkung für Menschen mit Histaminproblemen, Schlafstörungen oder depressiven Verstimmungen. Es unterstützt den Methylierungszyklus und wirkt stimmungsaufhellend.

Sei aber vorsichtig, wenn du ein Antidepressivum einnimmst. SAMe darf nur nach Absprache mit einem Arzt mit SSRI-Antidepressiva kombiniert werden. SSRI steht für eine Medikamentengruppe, die die Wiederaufnahme von Serotonin verhindert. In seltenen Fällen kann die Kombination von SAMe mit Antidepressiva dieser Klasse zum lebensbedrohlichen Serotoninsyndrom führen.

8. Kalium

Kalium ist Bestandteil der Mineralstoffanalyse, sollte aber besser im Blutserum gemessen werden. Ist dein Vollblutwert zu niedrig, lohnt sich also eine Nachmessung im Serum. Das ist beim Hausarzt problemlos möglich. Kalium ist vor allem wichtig für:

- **Nerven und Muskeln:** Kalium erzeugt zusammen mit Natrium die elektrischen Signale, die Nerven weiterleiten und Muskeln zum Arbeiten bringen. Zu wenig Kalium führt zu Schwäche, Krämpfen und Kribbeln.
- **Herz:** Das Herz ist ein Muskel, der besonders sensibel auf Kaliummangel reagiert. Unregelmäßiger Herzschlag ist ein klassisches Zeichen.
- **Wasser- und Säurehaushalt:** Kalium hält den Wassergehalt in den Zellen stabil und ist an der Regulierung des pH-Werts beteiligt.

Außerdem spielt es eine Rolle bei der Insulinausschüttung und beim Blutdruck. Wer ausreichend Kalium zu sich nimmt, scheidet mehr Natrium aus, was den Blutdruck senkt.

Kalium agiert im Stoffwechsel eng mit Magnesium und Vitamin C zusammen. Daher ist eine gemeinsame Supplementation auch sinnvoll.

9. Bor

Bor ist im Vergleich zu Kalium noch wenig erforscht, aber die vorhandenen Daten zeigen ein interessantes Wirkprofil:

- **Knochenstoffwechsel:** Bor unterstützt die Einlagerung von Kalzium, Magnesium und Phosphor in den Knochen. Es beeinflusst außerdem den Vitamin D- und K2-Stoffwechsel, die beide für die Knochenmineralisierung gebraucht werden.
- **Hormonhaushalt:** Bor verlängert die Halbwertszeit von Vitamin D und Östrogen im Körper. Das bedeutet, dass diese Stoffe langsamer abgebaut werden und länger zur Verfügung stehen.
- **Gehirn und Kognition:** Bormangel zeigt sich in Studien durch schlechtere Konzentration, langsamere Reaktionszeit und durch ein verändertes EEG-Muster. Die genauen Mechanismen sind noch nicht vollständig verstanden.
- **Entzündungsregulation:** Bor hemmt gewisse Entzündungsmarker, unter anderem CRP, und beeinflusst die Aktivität von Enzymen, die am Entzündungsgeschehen beteiligt sind.
- **Magnesiumstoffwechsel:** Bor und Magnesium arbeiten sehr eng zusammen. Bor unterstützt dabei die Aufnahme und Verwertung von Magnesium, was für HPU-Betroffene besonders relevant ist.

Alltagstipps für Supplemente

Gerade zu Beginn der HPU-Therapie kommt häufig das Gefühl auf, plötzlich unglaublich viele Nahrungsergänzungsmittel einnehmen zu müssen. Viele Betroffene setzen sich dann selbst unter Druck, alles perfekt timen zu wollen – morgens dieses, mittags jenes, abends bloß nichts vergessen. Doch so sollte dein Einstieg in die Therapie nicht aussehen. Viel wichtiger als der genaue Zeitpunkt ist zunächst, dass du die Mikronährstoffe überhaupt einnimmst. Dein Stoffwechsel profitiert vor allem von der Kontinuität, nicht von minutiöser Planung. Such dir deshalb Tageszeiten aus, die sich gut in deinen Alltag einfügen, ohne dass du das Gefühl hast, ständig an irgendetwas denken zu müssen. Die Therapie darf dich unterstützen, nicht zusätzlich stressen.

Was du allerdings im Blick behalten solltest, sind regelmäßige Laborkontrollen. Gerade in der ersten Zeit empfehle ich dir, etwa alle drei bis vier Monate nachzumessen. Wenn sich dein Stoffwechsel stabilisiert hat, reichen Kontrollen alle sechs Monate völlig aus. So kannst du sicherstellen, dass du die richtige Menge der richtigen Stoffe zuführst – und dein Körper Schritt für Schritt wieder ins Gleichgewicht findet.

Praktische Grundregeln bei der Einnahme von Nahrungsergänzungsmitteln

Im Alltag läuft die Einnahme der Nahrungsergänzungsmittel oft entspannter, wenn du ein paar praktische Grundregeln kennst. Sie helfen dir, unangenehme Nebenwirkungen zu vermeiden und die Präparate so in deinen Tagesablauf einzubauen, dass sie dich unterstützen und nicht zusätzlich belasten.

- **Alle Kapseln, die nicht magensaftresistent sind, kannst du öffnen** und zum Beispiel in etwas Apfelmus oder ein Getränk einrühren. Der Geschmack ist nicht immer ein Highlight, aber es erleichtert vielen die Einnahme.

- **Zink und Kupfer können auf nüchternen Magen Übelkeit verursachen.** Wenn du dafür empfindlich bist, nimm sie daher lieber zu einer gut sättigenden Mahlzeit.
- **Zink senkt bei manchen Menschen den Cortisolspiegel.** Wenn dein Cortisol ohnehin niedrig ist oder du zu Müdigkeit neigst, kann es sinnvoll sein, Zink am Abend einzunehmen.
- **B-Vitamine können wach machen.** Damit sie deinen Schlaf nicht stören, nimm sie am besten in der ersten Tageshälfte.
- **Vitamin B6 kann das Traumempfinden und die Traumerinnerung verstärken.** Wenn dich das stört, verlege die Einnahme auf die erste Tageshälfte.
- **Eisen niemals zu Kaffee einnehmen.** Kaffee hemmt die Aufnahme deutlich. Außerdem solltest du Eisenkapseln nicht öffnen – der Inhalt kann Zähne und Schleimhäute schwarz färben und ist in geöffneter Form schlechter verträglich.
- **Taurin kann sehr entspannend wirken**, bei manchen sogar so stark, dass Müdigkeit eintritt. Plane die Einnahme deshalb zu einem Zeitpunkt ein, der gut in deinen Rhythmus passt.
- **Keine Probiotika bei SIBO.** Solange eine Dünndarmfehlbesiedlung besteht, kann die Einnahme die Beschwerden verstärken. Erst wenn die SIBO behandelt ist, können Probiotika wieder sinnvoll eingesetzt werden. Eine Ausnahme sind hierbei sporenbildende Bakterien.

Mit diesen praktischen Tipps kannst du die Mikronährstoffe deutlich leichter und verträglicher in deinen Tag integrieren.

Welche Nahrungsergänzungsmittel hemmen sich gegenseitig?

Diese Frage bekomme ich sehr häufig gestellt und sage dir gleich zu Beginn: Du brauchst dir darüber aus zwei Gründen keine Gedanken zu machen:

1. Unser Stoffwechsel ist so aufgebaut, dass er Mikronährstoffe aus einem Stoffgemisch heraus gut aufnehmen kann. In der Nahrung sind auch verschiedene Mikronährstoffe gemeinsam vorhanden.
2. Mineralstoffe wie Magnesium, Zink oder Eisen nehmen wir nie „pur" ein, sondern sie sind immer an eine andere Substanz gebunden. Genau diese Bindung entscheidet oft darüber, wie der Körper den Mineralstoff aufnimmt. Viele denken, Mineralstoffe würden sich gegenseitig in der Aufnahme behindern, doch das stimmt so nicht. Der Körper nutzt nämlich in vielen Fällen die Transportwege des Kopplungspartners, nicht die des Mineralstoffs selbst.

Wenn du zum Beispiel Magnesiumbisglycinat einnimmst, gelangt dieses Molekül bevorzugt über die Transporter für Glycin in deinen Körper. Deshalb konkurrieren Magnesium, Zink und Eisen bei solchen Verbindungen nicht um dieselben „Türöffner" im Darm.

Das kann dir den Druck nehmen, komplizierte Abstände zwischen der Einnahme einzelner Mineralstoffe einhalten zu müssen. Entscheidend ist, dass du sie gut verträgst und regelmäßig einnimmst. Der Körper kennt sehr effiziente Wege, um sie aufzunehmen. Das hat sich in der Praxis zigfach gezeigt. Am besten werden Nahrungsergänzungsmittel vertragen, wenn sie zum oder direkt nach dem Essen eingenommen werden.

Bindemittel

Über Bindemittel haben wir schon mehrfach gesprochen. Sie übernehmen in der HPU-Therapie eine wichtige Funktion, weil sie den Entgiftungsprozess an entscheidenden Stellen unterstützen. Bei jeder Form der Entgiftung geht es nicht nur darum, dass die Leber belastende Stoffe verarbeitet, sondern auch darum, dass diese Stoffe den Körper zuverlässig verlassen. Genau hier kommt es bei vielen HPU-Betroffenen zu Problemen.

Der enterohepatische Kreislauf – ein biologisches Recyclingsystem zwischen Leber, Galle und Darm – sorgt normalerweise dafür, dass wertvolle Substanzen wieder in den Blutkreislauf zurückgeführt werden. Bei einer erhöhten Toxinbelastung oder einer bestehenden Dysbiose kann dieser Mechanismus jedoch dazu führen, dass auch unerwünschte Stoffe erneut aufgenommen werden. Sie gelangen dann zurück in den Körper, obwohl sie eigentlich zur Ausscheidung vorgesehen waren.

Bindemittel setzen genau hier an. Sie binden im Darm jene Stoffe, die sonst rückresorbiert würden, und sorgen dafür, dass sie mit dem Stuhl ausgeschieden werden. Dadurch wird der enterohepatische Kreislauf entlastet und die Gesamtbelastung für den Körper reduziert. Viele Betroffene profitieren davon, Bindemittel zu kombinieren oder abwechselnd einzunehmen, da unterschiedliche Präparate verschiedene Stoffgruppen binden können.

Wie bereits beschrieben, nutze ich am liebsten Trinkmoor und Zeobent. Damit sich der Darm an Bindemittel gewöhnen kann, sollte die Dosierung langsam gesteigert werden. Außerdem ist eine ausreichende Trinkmenge entscheidend, da Bindemittel auch Flüssigkeit binden und somit zu Verstopfung führen können.

Ein Abstand in der Einnahme von Bindemitteln zu Nahrungsergänzungsmitteln ist *nicht* nötig. Das zeigt die Praxis. Die Hersteller empfehlen aus Sicherheitsgründen einen zweistündigen Abstand zu Medikamenten.

Wozu haben wir die Schilddrüsenwerte gemessen?

Nahezu alle Laborwerte lassen sich recht unmittelbar in eine Maßnahme übersetzen. Ist der Magnesiumspiegel zu niedrig, nimmt man Magnesium ein – logisch. Ähnlich ist das bei Zink, Selen, Kupfer ... bei einem niedrigen Gesamteiweiß sind die essenziellen Aminosäuren hilfreich usw. Aber was macht man, wenn die Schilddrüsenwerte nicht optimal sind?

Über die Antikörper haben wir schon gesprochen. Bei erhöhten Antikörpern sollte ein Arzt einen Ultraschall deiner Schilddrüse vornehmen und ihren aktuellen Zustand bewerten.

Sind der TSH-Wert und die freien Schilddrüsenhormone nicht im Normbereich, zeigt das, das die Schilddrüse im Moment nicht effektiv arbeitet oder nicht effektiv arbeiten kann. Der nächste logische Schritt ist es, nach den Ursachen dafür zu suchen.

Die Schilddrüse ist wie ein Bauarbeiter. Dieser kann seine Arbeit nur dann richtig ausführen, wenn er das richtige Material dazu hat, das auch in ausreichender Menge vorhanden ist. Stell dir vor, er soll eine drei Meter hohe Mauer bauen, hat aber nur 20 Ziegelsteine zur Verfügung. Außerdem fehlt noch Mörtel. Dann wird das nichts mit der Mauer. Genauso geht es deiner Schilddrüse auch. Sie braucht:

- Zink
- Eisen
- Selen
- Jod
- Tyrosin (eine Aminosäure, die wir nicht explizit messen, aber wenn das Gesamteiweiß zu niedrig ist, kannst du essenzielle Aminosäuren ergänzen; aus Phenylalanin kann der Körper Tyrosin selbst aufbauen.)

Fehlt es an diesen Mikronährstoffen, wundert es nicht, dass die Schilddrüsenwerte nicht optimal sind. Der nächste logische Schritt ist dann, die Schilddrüse mit all diesen Stoffen ausreichend zu versorgen.

Die Schilddrüse freut sich außerdem über Nebennieren, die richtig arbeiten und nicht total erschöpft sind. Denn sonst muss sie auch hier noch helfend einspringen. Gleichzeitig können sich geschwächte Nebennieren besser erholen, wenn die Schilddrüse wieder besser arbeitet. Hier zeigt sich einmal wieder, wie alles mit allem zusammenhängt.

Überfordert von den vielen Supplementen

Viele HPUler fühlen sich zu Beginn der Therapie regelrecht erschlagen von der Menge an Supplementen. Das ist verständlich – plötzlich stehen da zehn verschiedene Dosen im Regal, und man fragt sich, wie man all das in seinen Alltag integrieren soll. Daher ist es wichtig, im Hinterkopf zu behalten, dass die Präparate keine Medikamente sind, die etwas „wegtherapieren" sollen, sondern Stoffwechselhelfer, die deinem Körper jene Bausteine zurückgeben, ohne die er schlicht nicht richtig arbeiten kann.

Über Jahre – manchmal Jahrzehnte – hat dein Stoffwechsel im Notbetrieb gearbeitet. Enzyme liefen auf Sparflamme, Entgiftungsprozesse stockten, das Nervensystem war dauerhaft überlastet. Die vielen Supplemente am Anfang sind deshalb kein Zeichen für eine „aufwendige Therapie", sie sind notwendig, um die grundlegenden Defizite auszugleichen und deinen Stoffwechsel überhaupt erst wieder in die Lage zu versetzen, sich zu regulieren.

Wichtig ist auch: Diese Fülle bleibt nicht dauerhaft. Sobald dein System stabiler läuft, deine Nährstoffspeicher aufgefüllt sind und die HPU-relevanten Schwachstellen wieder arbeiten können, reduziert sich die Menge meist spürbar. Viele Betroffene nehmen nach einigen Monaten nur noch eine Handvoll gezielt ausgewählter Präparate weiter, weil sich der Körper dann wieder wesentlich zuverlässiger selbst reguliert. Auch Kombimittel können helfen, die Kapselmenge zu reduzieren.

Betrachte diese Anfangsphase also weniger als Belastung, sondern vielmehr als Investition in einen Stoffwechsel, der langfristig wieder tragfähig wird. Je stabiler dein System wird, desto weniger „Stützen" braucht es und desto leichter wird die tägliche Einnahme für dich.

Das erste Jahr in der HPU-Therapie

Im ersten Jahr empfehle ich regelmäßige Laborkontrollen angelehnt an die Laborwerte, die wir zum Start durchgeführt haben. Wenn die Schilddrüsenantikörper in Ordnung sind und auch zuvor noch nie auffällig waren, brauchen sie später nicht ständig mitgemessen zu werden. Gleiches gilt für den Homocysteinwert. Die anderen Werte sollten im ersten Jahr alle drei bis vier Monate gemessen und die Dosierungen der Supplemente entsprechend angepasst werden.

Mit der Zeit entsteht bei den allermeisten HPUlern ein sehr gutes Gefühl dafür, mit welchen Dosierungen sie welche Effekte im Stoffwechsel erreichen können, also ein Gefühl dafür, „wie viel sie wovon“ brauchen. Entsprechen die meisten Werte den Zielwerten, können die Laborkontrollen auf ein halbjährliches Intervall umgestellt werden.

Wenn du dich wieder wohl und stabil fühlst, reicht auch eine Kontrolle einmal pro Jahr. Sie dient dazu, gute Spiegel aufrecht zu erhalten und gegebenenfalls Feinjustierungen in deinem Einnahmeplan vorzunehmen. Oft verbessert sich zuerst das Empfinden, und dann verbessern sich die Laborwerte.

Therapie nach Erreichen der Zielwerte – Stabilität erhalten

„Muss ich das alles jetzt für immer einnehmen?“, genau das habe ich zu Beginn meiner HPU-Therapie gedacht. Die Antwort lautet: „Es kommt darauf an.“

Es kommt darauf an,

- wie gut es deinem Darm geht, denn nur ein gesunder Darm kann auch ausreichend Nährstoffe aus der Nahrung aufnehmen.
- wie hoch deine Toxinbelastung ist. Je mehr Toxine vorhanden sind, desto schwächer die Leber, desto schlechter die Entgiftung.
- wie viele und welche Nährstoffe deine tägliche Nahrung enthält.
- wie hoch deine Stressbelastung im Leben ist, denn Stress verschlechtert die Stoffwechselsituation bei HPUlern enorm und sorgt für einen höheren Mikronährstoffbedarf. Selbst wenn du hier sehr gut für dich sorgst, kommt manchmal einfach das Leben dazwischen. Eine Trennung, ein Todesfall, ein Pflegefall, eine Hormonumstellung … all das kann dafür sorgen, dass dein Mikronährstoffbedarf wieder ansteigt.

Ich selbst nehme seit meiner HPU-Diagnose im Jahr 2017 Nahrungsergänzungsmittel ein. Ich habe einmal im Selbstversuch über drei Monate lang gar nichts eingenommen. Am Ende der drei Monate war ich froh, dass mir diese Mittel zur Verfügung stehen, um meinen Stoffwechsel stabil zu halten. Ich möchte nicht mehr ohne sein. Es sind wesentlich weniger als zu Beginn der HPU-Therapie, da ich zur Erhaltung auch ein Kombimittel einnehme. Probiere das Weglassen gerne einfach einmal für dich aus und spüre, wie es dir ohne Supplemente geht.

Das Leben neu ordnen

Bis sich ein HPU-Stoffwechsel stabilisiert hat, vergehen oft Monate, manchmal Jahre. Doch viele Menschen berichten mir, dass es dann einen Moment gibt, den sie kaum greifen können. Die Symptome sind spürbar in den Hintergrund getreten und der Körper funktioniert endlich wieder verlässlicher. Plötzlich entsteht da ein Raum für Veränderung. Erst ist es oft nur ein schmaler Spalt. Aber er reicht, um zu merken: So wie mein Leben war, muss es nicht bleiben.

Mit dieser wunderbaren neuen Stabilität beginnt etwas, das ich immer wieder beobachte – Das eigene Leben ordnet sich neu. Nicht, weil man sich dazu zwingt, sondern weil der Körper endlich nicht mehr im Notmodus festhängt. Auf einmal wird sichtbar, was vorher unter Müdigkeit, Reizüberflutung oder Stress kaum erkennbar war, und wofür schlichtweg die Kraft gefehlt hat.

Bei vielen HPUlern zeigt sich das ganz praktisch. Manche fangen an, ihren Alltag umzubauen. Sie strukturieren ihren Tag anders, legen bewusster Pausen ein und setzen oft erstmals in ihrem Leben Grenzen. Sie achten besser auf sich und nehmen sich und ihre Bedürfnisse wichtiger als vor der HPU-Therapie.

Andere entdecken Interessen wieder, die lange verschwunden waren. Eine HPUlerin erzählte mir, dass sie nach Jahren zum ersten Mal wieder Skifahren ging und das richtig genießen konnte. Eine andere erfüllte sich den lange gehegten Traum, ihr eigenes Café zu eröffnen. Es ist sehr schön, seinen Körper (vielleicht erstmals) als Verbündeten zu erleben.

Das Ordnen des Lebens passiert selten in einem großen Umbruch. Es geschieht meist ganz leise und Stück für Stück, fast so, als würde der Körper sagen: *Jetzt darfst du wieder gestalten.* Genau darin liegt der eigentliche Wendepunkt. Sobald die Symptome nachlassen, wird wieder spürbar, wer man ist, wenn man nicht mehr gegen den eigenen Stoffwechsel ankämpfen muss.

Das ist einer der wertvollsten Effekte einer stabilisierten HPU – nicht nur, dass Symptome nachlassen, sondern dass Menschen sich wieder zutrauen, ihr Leben aktiv zu gestalten. Manche sagen später, dass sie sich dadurch ein Stück weit neu erfunden haben. Andere beschreiben es als Rückkehr zu etwas, das immer da war, aber lange nicht zum Vorschein kommen konnte. Diese Phase verdient Zeit und Aufmerksamkeit, denn sie ist nicht nur ein Resultat der Therapie, sondern auch eine Grundlage dafür, dass deine Stabilität bleibt.

Wieder Vertrauen finden – wenn der Körper langsam zurückkehrt

Viele Menschen mit HPU berichten mir von einem Gefühl, das erst sichtbar wird, wenn die größten Symptome endlich nachlassen. Die körperliche Stabilität kehrt zurück, aber das Vertrauen fehlt noch. Wer sich jahrelang nicht auf seinen Körper verlassen konnte, braucht Zeit, um die alten Erfahrungen innerlich zu entkräften.

Manche erzählen mir, dass sie auch an guten Tagen automatisch vom Schlimmsten ausgehen. Wenn die Energie stabil bleibt, warten sie innerlich trotzdem auf den Einbruch. Wenn eine Mahlzeit gut vertragen wird, prüfen sie noch Stunden später, ob sich nicht doch etwas „ankündigt“. Dieses vorsichtige Abwarten ist eine normale Reaktion eines Nervensystems, das lange im Dauerstress war. Mir selbst ging das auch lange so.

Typische Alltagssituationen, in denen dieses Misstrauen sichtbar wird:

- **Bewegung:** Viele trauen sich erst zaghaft wieder an Sport heran, zu groß ist manchmal die Angst, dass die Erschöpfung oder Histamin-Symptome zurückkehren.

- **Soziale Kontakte:** Ein Treffen mit Freunden wirkt gleichzeitig verlockend und bedrohlich. Nicht wegen der Menschen, sondern wegen der Frage: „Halte ich das aus? Was ist, wenn mein Körper dann wieder aussteigt?"
- **Arbeit und Konzentration:** Einige teilen Aufgaben weiterhin in kleine Portionen, obwohl sie körperlich längst mehr schaffen würden – aus der Gewohnheit heraus, Energie eng einteilen zu müssen.
- **Ernährung:** Selbst wenn Nahrungsmittel wieder verträglich sind, bleiben viele erst einmal bei der „sicheren Auswahl" und erweitern ihre Ernährung schrittweise.
- **Planung:** Termine werden kurzfristig gehalten, weil die Erfahrung gelehrt hat, dass ein „guter Tag" keine Garantie ist.

Wenn du diese Vorsicht noch spürst, ist dein Nervensystem noch nicht dort angekommen, wo dein Körper inzwischen steht. Und genau hier kann die Nervensystemregulation eine wertvolle Unterstützung sein.

Das Nervensystem ist der Teil, der gelernt hat, wachsam zu bleiben. Auch wenn der Stoffwechsel stabiler geworden ist, arbeitet es oft noch nach den Mustern der vergangenen Jahre und braucht erst wieder neue, positive Erfahrungen, um umzuschalten. Regulation bedeutet in dieser Phase deiner HPU-Therapie nicht, „entspannter zu werden", sondern dem Körper viele kleine Belege zu geben, dass er wieder stabil und tragfähig ist. Das können kurze Aktivitäten sein, die gelingen, Mahlzeiten, die ohne Beschwerden bleiben oder Situationen, die früher überfordernd waren und heute besser funktionieren.

Mit jeder positiven Erfahrung kommt ein Stück Vertrauen zurück. Das Nervensystem löst sich langsam aus der alten Alarmhaltung, und die körperliche Stabilität kann innerlich ankommen. Genau hier beginnt für viele der wirkliche Wendepunkt: Nicht nur weniger Symptome zu haben, sondern wieder zu spüren, dass der eigene Körper verlässlich ist. Und darauf lässt sich das neue Leben aufbauen.

KAPITEL 10

Die LEBEN-Methode – Säule 5: Nervensystem

Was du wissen musst:

- Dein Nervensystem ist bei HPU oft schon lange im Dauer-Alarm; deshalb reagierst du empfindlicher auf Stress, Reize und Therapieimpulse.
- Sanfte Körper- und Traumatherapie, ressourcenorientierte Psychotherapie und einfache Alltagstools können dein Erregungstoleranzfenster nach und nach erweitern.
- Gute Therapieformen für HPU überfordern dich nicht, sondern lassen Raum für Pausen, Dosierung und dein eigenes Tempo.
- Kleine, regelmäßige Übungen (Atmung, Erdung, Entspannung, Körperwahrnehmung) sind wirkungsvoller als seltene „Perfekt-Sessions".
- Dein Alltag – Schlaf, Pausen, Grenzen, soziale Umgebung – ist ein genauso wichtiger Therapiebaustein wie Labor oder Supplemente.

Arbeit am Nervensystem in allen Phasen der HPU-Therapie

Um zu verstehen, warum ein gut reguliertes Nervensystem so wichtig ist, müssen wir uns das Nervensystem des Menschen genauer anschauen. Es besteht ganz grob gesagt aus zwei Hauptzweigen – dem Sympathikus und dem Parasympathikus. Der Sympathikus bereitet uns auf Leistung vor. Er erhöht die Spannung im Körper und macht uns aufmerksam und handlungsfähig. Der Parasympathikus ermöglicht uns Erholung, Regeneration und eine gute Verdauung. Ein gut reguliertes Nervensystem kann zwischen diesen beiden Zuständen hin und her pendeln und tut das auch mehrmals täglich.

Wenn wir morgens zur S-Bahn rennen, weil wir wieder einmal spät dran sind, brauchen wir den Sympathikus. In der S-Bahn ist der Parasympathikus aktiv. Wir schauen aus dem Fenster, lassen die Häuser und Bäume an uns vorbeigleiten und regenerieren. Im Büro brauchen wir dann eher wieder den Sympathikus, weil die Kollegin einen Termin vergessen hat, den wir jetzt mit dem verärgerten Kunden nachholen müssen. Abends nach einem guten Essen sollte der Parasympathikus aktiv sein und uns beim Verdauen helfen. Ein gesundes Nervensystem bewegt sich flexibel innerhalb eines bestimmten Toleranzbereichs, der auch als Erregungstoleranzfenster bezeichnet wird.

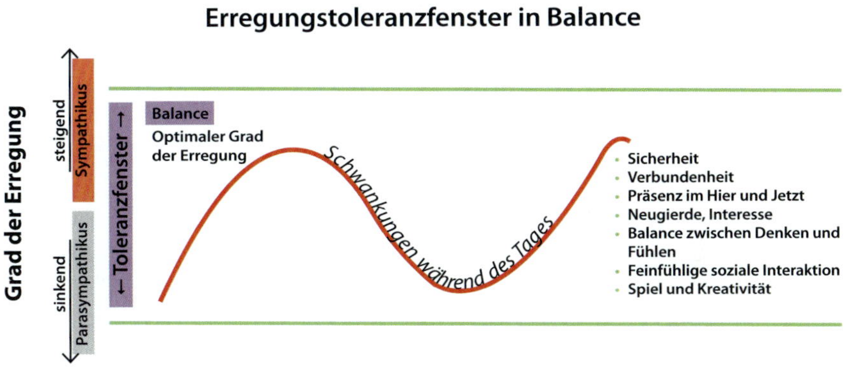

Abb. 6

Nur wenn dieses Erregungstoleranzfenster eine normale, gesunde Breite hat, kann das Nervensystem flexibel reagieren. Eine Herausforderung löst Anspannung aus, danach kehrt man wieder in einen Zustand von Ruhe und Erholung zurück. Dieser Wechsel wirkt auf den ersten Blick selbstverständlich, ist aber genau das, was vielen Menschen mit HPU schwerfällt. Durch die Stoffwechsellage, durch Histaminprobleme, verdrängte Gefühle wie Hilflosigkeit und durch äußere Belastungen wird das Erregungstoleranzfenster bei HPUlern mit der Zeit nämlich immer kleiner. Der Körper kann Anspannung und Entspannung nicht mehr in einem gesunden Wechsel halten, ohne das Fenster zu verlassen. Das führt dazu, dass bereits kleine Auslöser reichen, um die Betroffenen aus der Balance zu bringen.

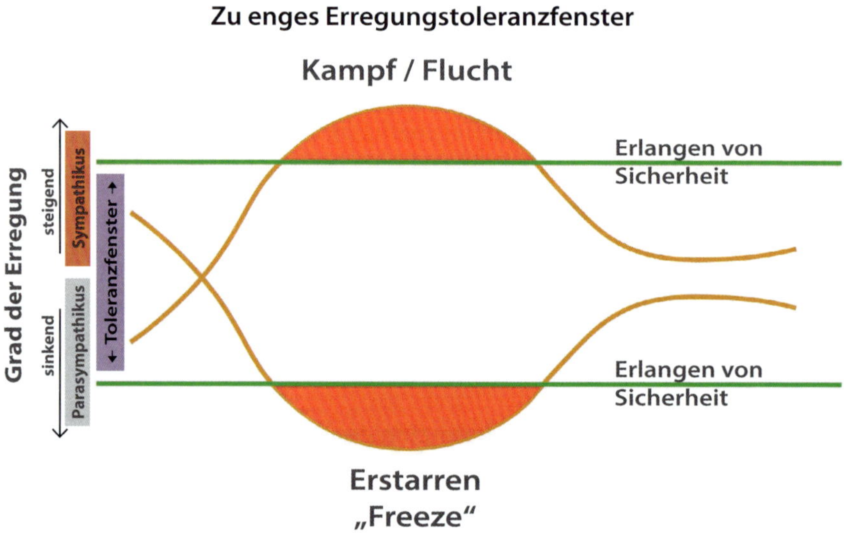

Abb. 7

Immer unter Strom …

Passiert der Ausbruch aus dem Erregungstoleranzfenster nach oben, entsteht eine Dominanz des Sympathikus. Viele beschreiben das als ein ständiges „unter Strom stehen“. Es zeigt sich als starke innere Unruhe oder auch als Bereitschaft, sofort reaktionsbereit zu sein (wie ein Löwe, der auf Beute lauert und jederzeit lossprinten kann). Typisch sind dabei auch Verspannungen im Kiefer, Nacken und Schulterbereich. Der Körper kommt nicht mehr richtig zur Ruhe, oft auch wenn es gar keinen akuten Anlass für übermäßigen Stress gibt.

… oder wie eingefroren

Fällt man nach unten aus dem Erregungstoleranzfenster heraus, entsteht der sogenannte Freeze-Modus. Autofahrer kennen das Phänomen von Rehen, die wie angewurzelt stehen bleiben, wenn ihnen nachts auf der Straße ein Auto entgegenkommt. Das ist eine Überlebensreaktion des Nervensystems, wenn Kampf oder Flucht als Optionen ausgeschlossen werden. In diesem Zustand erstarrt man regelrecht. Wenn der Zustand über eine längere Zeit anhält, fühlen sich die Betroffenen meist antriebslos und erschöpft. Viele ziehen sich dann zurück und verlieren den Zugang zu ihren sozialen Kontakten und auch zu sich selbst. Hierbei ist wichtig zu wissen, dass dies kein bewusster, selbstgewählter Rückzug ist, sondern die Folge eines total überlasteten Systems, das versucht Energie zu sparen, um sich zu schützen.

Von „Total unter Strom" zu „Eingefroren" – mehrmals am Tag

Wenn das Erregungstoleranzfenster sehr klein geworden ist, pendeln viele HPU-Betroffene ständig zwischen diesen beiden Zuständen. Der Körper findet weder einen dauerhaften Zugang zu Ruhe noch einen stabilen Zugang zu Aktivität. Die innere Welt fühlt sich unberechenbar an, denn jede kleine Belastung überfordert das System sofort wieder.

Genau deshalb ist Nervensystemarbeit ein zentraler Bestandteil der Therapie. Das Ziel besteht darin, das Erregungstoleranzfenster wieder zu erweitern. Wenn dieser Bereich größer wird, kann der Körper Herausforderungen besser verarbeiten. Er kann wieder flexibler zwischen Anspannung und Entspannung wechseln und reagiert weniger empfindlich auf Stressauslöser. Dieser Prozess schafft nicht nur körperliche Stabilität. Er bringt auch das Gefühl zurück, den eigenen Zustand wieder beeinflussen zu können.

Eine gute Regulation des Nervensystems bildet damit eine wichtige Säule der HPU-Therapie. Wenn das Nervensystem wieder lernt, innerhalb eines größeren Toleranzbereichs zu reagieren, können Ernährung, Nährstoffe und Lebensstilmaßnahmen deutlich besser wirken. Erst wenn wir den Dauer-Sympathikus-Zustand verlassen, kann auch der Stoffwechsel zurück zu Gleichgewicht und Stabilität finden.

Das Nervensystem ist der Teil der HPU-Therapie, der in der Praxis bei den meisten Menschen nur wenig Beachtung findet. Die Einstellung „Ich bin halt gestresst“ oder „Ich bin eben dauernd müde“ wird irgendwann einfach hingenommen und als Folge fehlender Mikronährstoffe wahrgenommen. Doch in Wahrheit geht ohne ein reguliertes Nervensystem gar nichts. Denn das Nervensystem ist unmittelbar und biochemisch mit unserem Stoffwechsel verbunden.

Die Regulation des Nervensystems

Die Regulation des Nervensystems gehört zu den Bereichen, die in jeder Phase der HPU-Therapie eine Rolle spielen. Ganz am Anfang geht es darum, die innere Übererregung zu beruhigen und den Körper aus dem Alarmzustand herauszuholen. Später, wenn die Stoffwechsellage stabiler ist, steht eher im Vordergrund, Sicherheit zurückzugewinnen und dem eigenen Körper wieder zu vertrauen. Die Maßnahmen verändern sich also mit dem Verlauf der Therapie, das Grundprinzip bleibt jedoch gleich. Ein belastbares Nervensystem ist Voraussetzung dafür, dass die Therapie ihre Wirkung überhaupt entfalten kann. Doch zur Stabilität des Nervensystems sind auch Mikronährstoffe notwendig. Die Maßnahmen der LEBEN-Methode sollten also parallel durchgeführt werden, da sie sich gegenseitig brauchen.

Dauerstress und die Folgen einer chronischen Aktivierung des Sympathikus

Um dir die Wichtigkeit der Arbeit des Nervensystems zu verdeutlichen, zeige ich dir hier die Auswirkungen, die ein ständig aktiver Sympathikus auf deinen Stoffwechsel hat.

- Ein Organ, das besonders schnell reagiert, ist die **Schilddrüse**. Sobald der Sympathikus über längere Zeit aktiv bleibt, drosselt der Körper die Schilddrüsenfunktion, um Energie zu sparen. Das führt zu Müdigkeit, geringer Belastbarkeit und einer insgesamt abgeschwächten Stoffwechselleistung.

- Auch das **Hormonsystem** ist empfindlich gegenüber Dauerstress. Die Produktion wichtiger Hormone gerät aus dem Gleichgewicht. Das zeigt sich in Erschöpfung, Zyklusunregelmäßigkeiten und einer höheren Reizbarkeit gegenüber Histamin. Viele Betroffene berichten über stärkere PMS-Beschwerden oder über Migräne, die mit hormonellen Schwankungen zusammenhängt.
- Die **Entgiftungsfunktion der Leber** leidet ebenfalls unter chronischem Stress. Der Körper verschiebt seine Prioritäten und investiert weniger Energie in Prozesse, die nicht unmittelbar für das Überleben notwendig sind. Dadurch steigt die Belastung mit Stoffwechselrückständen und Umweltgiften. Menschen mit einer HPU spüren das besonders deutlich, weil ihr Entgiftungssystem ohnehin viel stärker gefordert ist.
- Der **Darm** reagiert ähnlich. Seine Motorik wird unregelmäßig, die Verdauung arbeitet langsamer oder zu schnell. Durch die veränderte Durchblutung sinkt die Aufnahme wichtiger Nährstoffe. Bestehende Mängel können sich dadurch weiter verstärken. Hinzukommen häufig Blähungen oder ein instabiles Stuhlverhalten, was wiederum das Nervensystem zusätzlich belastet.
- **Muskelverspannungen** gehören ebenfalls zu diesem Bild. Wenn der Sympathikus aktiv ist, hält der Körper die Muskulatur in Bereitschaft. Nacken, Schultern und Kiefer sind besonders betroffen. Aus anfänglichen Spannungen entstehen schnell Schmerzen, die den Stress weiter erhöhen. Viele Menschen geraten dadurch in einen Kreislauf aus Anspannung und Erschöpfung.
- Auch der **Blutzucker** wird durch Dauerstress beeinflusst. Der Körper schüttet vermehrt Glukose aus, um schnelle Energie bereitzustellen. Das führt zu Heißhunger, starker Müdigkeit nach Mahlzeiten und langfristig zu Problemen wie Insulinresistenz oder Diabetes. Gleichzeitig wird die Immunabwehr heruntergefahren, was zu häufigen Infekten und einer geringeren Regenerationsfähigkeit führt.
- Ein weniger sichtbarer, aber bedeutender Effekt betrifft den **Hippocampus**. Dieser Teil des Gehirns ist wichtig für Lernen, Gedächtnis und Orientierung. Dauerstress kann seine Struktur schwächen. Dadurch fällt es schwerer, sich zu konzentrieren oder neue Informationen

zu behalten. Viele Betroffene berichten, dass sie sich geistig nicht mehr so belastbar fühlen wie früher.

- Schließlich kann Dauerstress auch die **Haut** beeinflussen. Über entzündliche Botenstoffe und hormonelle Verschiebungen entwickelt sich bei einigen eine Tendenz zu höheren Androgenspiegeln. Das kann Akne oder andere Hautprobleme verstärken.

All diese Reaktionen haben eines gemeinsam. Sie zeigen deutlich, dass ein dauerhaft aktiver Sympathikus den Stoffwechsel nicht zur Ruhe kommen lässt. Heilung erfordert jedoch genau diese Ruhe. Ein Körper, der ständig im Überlebensmodus arbeitet, hat kaum Kapazitäten für nachhaltige Regeneration.

Die innere Diskrepanz – wenn das Nervensystem zwischen Anspannung und Erschöpfung feststeckt

Viele Menschen mit HPU kennen ein Leben im ständigen Funktionsmodus. Sie tragen Verantwortung im Beruf und in der Familie und haben gleichzeitig den Anspruch, allem gerecht zu werden. Nach außen wirken sie oft stabil. Ich konnte ein solches Bild auch über Jahre aufrechterhalten. Im Inneren entsteht jedoch ein dauerhafter Druck. Einerseits besteht der Wunsch, alles zu schaffen und niemanden zu enttäuschen. Andererseits ist der Körper durch die Stoffwechsellage so erschöpft, dass er dringend Ruhe bräuchte. Diese beiden Kräfte stehen sich ununterbrochen gegenüber. Mit der Zeit entsteht ein Zustand, in dem gar nichts mehr so richtig gelingt, weder das Tun noch das Ausruhen. Betroffene berichten dann, dass sie in der Erschöpfung feststecken und gleichzeitig innerlich immer unter Strom stehen.

Ich erinnere mich noch gut daran, dass es mir über sehr viele Jahre genauso ging. Das Vertrauen in meinen Körper hatte ich längst verloren. Ich spürte keine Sicherheit mehr in mir, weil ich ständig mit unberechenbaren Symptomen zu kämpfen hatte. Um das zu kompensieren, kreierte ich eine vermeintliche Sicherheit im Außen. Das zeigte sich zum Beispiel in einem überdurchschnittlichen Ehrgeiz. Egal, ob in der Schule oder später in der Uni – ich war fachlich immer bestens vorbereitet. Denn ich brauchte die Sicherheit, wenigstens meine äußere Welt unter Kontrolle zu haben. Oft kam ich mir wie eine Ertrinkende in einem reißenden Strom vor, die sich an allen Ästen am Ufer festklammerte, die sie greifen konnte, um wenigstens ein bisschen Sicherheit im Leben zu haben. Ohne Sicherheit und Vertrauen in den eigenen Körper wird das Leben so anstrengend, dass es kaum auszuhalten ist. Deshalb sind nicht wenige HPUler irgendwann arbeitsunfähig. Genauso wie ich mit 28 Jahren. Unfähig, weiter zu funktionieren, mit der Diagnose „Sie haben nichts, Ihre Werte sind alle normal." Das macht etwas mit einem.

Und wie kommt man da wieder heraus?

In diesem letzten Teil der LEBEN-Methode zeige ich dir, wie du die Regulation deines Nervensystems unterstützen kannst und welche Übungen dich langfristig in einem stabilen Zustand halten. Stabile Fortschritte entstehen, wenn Körper und Nervensystem gemeinsam arbeiten.

Gefühle zulassen

Der erste Schritt besteht darin, den Ist-Zustand anzunehmen, und die Gefühle, die dabei aufkommen, zu halten. Trauer, Wut, Angst, Verzweiflung … natürlich kommen solche Gefühle auf, wenn man sich eingestehen muss, dass man einfach nicht mehr kann (obwohl niemand einen Grund dafür findet, aber du kennst den Grund ja jetzt).

Auch nicht gefühlte, weggedrückte Gefühle belasten das Nervensystem. Lass sie zu und sei dir bewusst, dass zum Leben alle Gefühle gehören. Die, die sich gut anfühlen und auch die, die sich weniger gut anfühlen. Wir können sie nicht selektiv betäuben. Wer nach unten hin betäubt, betäubt automatisch auch die guten Gefühle. Der Mix macht das Leben lebendig. Selbst wenn die negativen Gefühle vielleicht im Moment die Oberhand gewonnen haben, ist dies kein Dauerzustand. Die Lösung hältst du gerade in deinen Händen.

Wo stehe ich eigentlich?

In einem zweiten Schritt ist es wichtig zu erkennen, in welchem Zustand man sich gerade befindet. Die Bedürfnisse eines angespannten Systems unterscheiden sich von denen eines erschöpften Systems. Wer stark unter innerer Unruhe leidet, kann kaum mit ruhigen Atemübungen oder Meditation beginnen. Diese Methoden setzen eine Grundruhe voraus, die in diesem Moment nicht unmittelbar erreichbar ist. Das spiegeln mir auch oft die HPUler in meinen Programmen wider, wenn sie versuchen, sich mit gängigen Methoden zu helfen.

Ein Beispiel macht das deutlich. Eine HPUlerin aus meinem HPU-Start-Programm wollte ihrem Nervensystem etwas Gutes tun und täglich meditieren, weil sie sich davon Ruhe erhoffte. Sie brach jedoch jede Einheit ab, weil ihre innere Anspannung viel zu groß war. Erst als sie lernte, sich zunächst durch zwei- bis dreiminütiges Abklopfen ihres Körpers mit den flachen Handflächen aus der starken Anspannung zu befreien, konnte sie sich danach überhaupt auf die Übung einlassen.

Eine andere HPUlerin fragte mich: „Sonja, kann ich die Meditation mit zweifacher Geschwindigkeit laufen lassen? Mir ist das viel zu langsam!" Schöne Idee, aber schneller meditieren funktioniert nicht. Viele empfinden solche Übungen dann als frustrierend, weil sie im Moment einfach nicht funktionieren. Dafür ist der Erregungszustand des Nervensystems noch zu hoch.

Vorbild Hund

Wer einen Hund zu Hause hat, weiß: Ein Hund schüttelt mehrmals am Tag seinen Stress einfach ab. Nach einer Autofahrt und dem freudigen Sprung aus dem Kofferraum ist das Erste, was ein Hund macht, – richtig – sich schütteln! Mach es wie ein Hund und schüttele deinen Stress auch mehrmals täglich einfach ab, indem du Arme und Beine für zwei Minuten im Stehen schüttelst. Wenn du magst, höre dazu gerne deine Lieblingsmusik.

In drei Phasen das Nervensystem wieder in Balance bringen

Um das Nervensystem wieder in Balance zu bringen und belastbar zu machen, empfiehlt es sich, in drei Phasen vorzugehen, die ich im Folgenden vorstellen möchte.

Phase 1: Kleine Schritte statt Überforderung

Viele HPUler nehmen sich sehr viel auf einmal vor, doch das Nervensystem reagiert besser auf wenige gezielte Reize. Zwei bis drei kurze Übungen pro Tag reichen aus. Lange Listen überfordern eher und halten das System im Modus des Funktionierens. Der Fokus sollte darauf liegen, zunächst das innere Getrieben sein zu unterbrechen.

Alles in Zeitlupe

Eine einfache Übung ist, für zwanzig Sekunden bewusst alles langsamer zu tun. Einen Gegenstand greifen, sich hinsetzen, einen Schritt machen. Diese kurze Verlangsamung wirkt oft stärker als eine lange Entspannungseinheit. Sie signalisiert dem Nervensystem, dass keine akute Anforderung besteht und dass es sicher ist. Am Anfang fühlt sich diese Übung vielleicht etwas seltsam an, doch sehr viele HPUler berichten, dass sich dadurch die Atmung vertieft und die innere Spannung abfällt. Wir bringen den Körper in einen ruhigen Zustand, was sich auf das Nervensystem auswirkt.

Auf eine Sache konzentrieren

Ein anderes Beispiel zeigt, wie gut Vereinfachung wirken kann. Ein HPUler fühlte sich ständig gehetzt, obwohl er objektiv nicht zu viel zu tun hatte. Erst als er begann, eine einzige Aufgabe ohne Ablenkung zu erledigen, merkte er, wie viel Unruhe durch ständiges Springen zwischen Tätigkeiten entstand. Die Reduktion half ihm, sein Nervensystem zu entlasten und den Tag strukturierter wahrzunehmen. Multitasking ist Gift für ein ohnehin bereits dysreguliertes Nervensystem.

Orientierung bringt Sicherheit

Setz dich bequem hin und lass deinen Blick langsam durch den Raum wandern. Nimm dir dafür einige Sekunden Zeit. Schau nach links, nach rechts, nach oben und unten. Dein Gehirn registriert dabei, dass keine unmittelbare Gefahr vorhanden ist, und das Stressniveau beginnt ganz automatisch zu sinken.

Vagusnerv-aktivierende Atmung

Lenke dann deine Aufmerksamkeit auf deine Atmung. Atme drei Sekunden lang ruhig ein und sechs Sekunden lang aus. Wiederhole diesen Rhythmus ein bis zwei Minuten. Die verlängerte Ausatmung beruhigt dein vegetatives Nervensystem spürbar.

Bewusstes Spüren

Richte nun deine Wahrnehmung auf die Kontaktflächen deines Körpers. Spür die Füße am Boden, die Sitzbeinhöcker auf dem Stuhl, den Rücken an der Lehne. Leg eine Hand auf deinen Bauch oder beide Hände, wenn es angenehm ist. Bleib für einen Moment bei diesem Empfinden.

Weich werden

Atme durch die Nase ein. Ziehe deine Schultern dabei ganz nach oben. Balle deine Fäuste bei angewinkelten Armen. Lass anschließend deine Schultern auf einen Schlag sinken und atme dabei durch den Mund aus. Wiederhole diese Abfolge dreimal. Erlaube dann deinem Bauch, weich zu werden. Nimm die Kieferknochen auseinander und die Zunge weg vom Gaumen. Beobachte, wie dein Körper darauf reagiert. Diese kleinen Veränderungen geben deinem Nervensystem ein deutliches Signal von Stabilität und führen oft innerhalb weniger Sekunden zu einer ersten Entlastung. Diese Phase schafft die Grundvoraussetzung dafür, dass die weiteren Übungen greifen.

Bei starken Ängsten und Panikattacken

Bei starken Ängsten und Panikattacken braucht das Nervensystem oft eine stärkere Regulation. Hypnose kann hier ein sehr wirksames Werkzeug sein, weil sie nicht auf der Ebene des „Verstandes“ ansetzt sondern dort, wo Angst entsteht – im Unterbewusstsein. In der Hypnose wird das Gehirn in einen sogenannten Alpha-Zustand geführt – einen Zustand tiefer Entspannung, den du vielleicht vom Tagträumen kennst oder von dem Moment kurz vor dem Einschlafen. In diesem Zustand ist das Nervensystem beruhigt, die Stresshormone sinken, und der innere Wächter, der sonst alles bewertet und kontrolliert, tritt einen Schritt zurück. Genau dann wird das Unterbewusstsein besonders aufnahmefähig. Alte Angstmuster, automatische Alarmreaktionen und belastende Verknüpfungen können sanft gelöst und durch neue, sichere Erfahrungen ersetzt werden. Man könnte auch sagen, das Gehirn lernt neu, was es als ungefährlich abspeichern darf.

Wichtig dabei ist, dass Hypnose nichts mit Kontrollverlust zu tun hat. Du bekommst keine fremden Gedanken „eingepflanzt“, sondern hilfst deinem Nervensystem, wieder zu verstehen, dass es sicher ist. Gerade bei wiederkehrenden Panikattacken kann diese Form der inneren Neuausrichtung tiefgreifend entlasten, weil sie nicht nur Symptome beruhigt, sondern die Angst an ihrer emotionalen Wurzel erreicht. Entscheidend ist, die Hypnose mindestens über einen längeren Zeitraum mindestens einmal täglich durchzuführen.

Phase 2: Eine stabile Grundregulation aufbauen

Nachdem die Übererregung abgeklungen ist, braucht dein Nervensystem einen stabilen Rhythmus. Du kannst dir das wie bei einem Kind vorstellen, das abends erst zur Ruhe kommt, wenn die Abläufe vorhersehbar sind – gleiche Uhrzeit, gleiche Reihenfolge, gleiche Signale. Genau so reagiert dein Nervensystem auf Wiederholung und gleichmäßige Reize.

Versuche in dieser Phase, deinen Alltag so rhythmisch wie möglich zu gestalten. Gehe immer zur gleichen Zeit ins Bett und stehe immer zu gleichen Zeit auf, auch am Wochenende. Nimm auch deine Mahlzeiten in einem immer gleichen Rhythmus ein. Das Nervensystem liebt es zu wissen, was kommt. Das gibt ihm Sicherheit.

Mit den folgenden zusätzlichen Übungen kannst du deinem Nervensystem Sicherheit geben.

Übung 1 – Wiegen

Leg dich bequem auf den Rücken und stell die Füße so auf, dass deine Knie locker nach oben zeigen. Leg dann deine Hände rechts und links auf deinen unteren Bauch oder auf die seitlichen Rippen. Beginn jetzt, deinen Körper ganz sanft von einer Seite zur anderen zu wiegen – nur ein paar Zentimeter, ruhig und langsam, fast wie eine Welle, die durch dich hindurchläuft.

Es geht nicht darum, viel Bewegung zu erzeugen, sondern darum, einen gleichmäßigen Rhythmus zu finden. Das leichte Hin und Her erinnert dein Nervensystem an frühe Beruhigungsmuster und wirkt oft schon nach wenigen Sekunden entspannend. Du kannst dir vorstellen, du würdest dich selbst schaukeln, so wie man ein Kind beruhigt. Spür nach ein bis zwei Minuten, wie sich dein Atem vertieft und dein Körper entspannter wird.

Übung 2 – Progressive Muskelentspannung

Leg dich bequem hin oder setz dich entspannt auf einen Stuhl. Atme einmal ruhig ein und aus. Jetzt such dir eine Körperregion aus, zum Beispiel deine Hände.

Spanne die Muskeln in dieser Region für fünf Sekunden ganz fest an. Halte die Spannung, während du bis fünf zählst. Dann lass die Spannung vollständig los und spür für einige Sekunden lang nach, wie sich die Entspannung anfühlt.

Geh danach zur nächsten Region über: Arme, Schultern, Gesicht, Bauch, Beine, Füße, immer nach dem gleichen Prinzip. Kurz anspannen, dann bewusst entspannen und nachspüren.

Durch diesen Wechsel merkt dein Nervensystem, wie sich echte Entspannung anfühlt, und kann leichter in einen ruhigeren Zustand wechseln. Zu Beginn fällt es leichter, diese Übung angeleitet durchzuführen. Dazu findest du auf YouTube oder Spotify zahlreiche geführte Sequenzen. Such dir eine Stimme aus, die du gerne hörst und leg einfach los.

Übung 3 – Co-Regulation

Die sogenannte Co-Regulation spielt in dieser Phase ebenfalls eine enorme Rolle. Eventuell kennst du das Gefühl, dass du neben einem ruhigen Menschen automatisch selbst ruhiger wirst, oder dass sich dein Atem vertieft, wenn dein Hund oder deine Katze entspannt neben dir liegt. Das ist kein Zufall, sondern ein biologisches Prinzip. Dein Nervensystem orientiert sich an regulierten Signalen aus der Umgebung und übernimmt diesen Zustand schrittweise.

Vielleicht hast du so einen Menschen oder ein Tier in deinem Umfeld? Dann verbringe immer wieder Zeit mit ihnen und genieße die Co-Regulation. Mit der Zeit entsteht eine neue Grundentspannung. Viele HPUler bemerken, dass sie wieder mehr im eigenen Körper ankommen und weniger in automatischen Stressreaktionen festhängen. Das ist ein Zeichen dafür, dass das Nervensystem beginnt, sich neu zu ordnen und stabiler zu werden.

Während du dein Nervensystem mit diesen Übungen unterstützt, baust du mit der LEBEN-Methode im Hintergrund deinen Stoffwechsel wieder auf.

Phase 3: Das Erregungstoleranzfenster erweitern

Ganz wichtig: Erst wenn dein Nervensystem wieder stabiler reagiert, beginnt das eigentliche Training. Erinnere dich an meine Konfrontationstherapie, die ich zu Zeiten gemacht habe, als mein Nervensystem extrem dysreguliert war. Sie hat in mir noch mehr Unsicherheit und Stress erzeugt, obwohl sie ja eigentlich das Gegenteil bewirken sollte.

Bei der Erweiterung des Erregungstoleranzfensters geht es darum, die Anpassungsfähigkeit deines Nervensystems wiederherzustellen. Das Toleranzfenster erweitert sich nicht durch Vermeidung, sondern dadurch, dass du wieder positive Erfahrungen schaffst, mit denen du die alten, negativen überschreibst.

Dein Körper und dein Nervensystem sagen dir ganz deutlich, wann sie bereit für kleine (und große) Abenteuer sind. Gib dir Zeit und fang kleinschrittig an. Vielleicht waren Restaurantbesuche für dich eine große Herausforderung, weil du ein paar Mal auf bestimmte Nahrungsmittel reagiert hast? (Das geht HPUlern mit Histamin-Intoleranz oft so.) Dann nutze nicht gleich eine große Familienfeier für dein Restaurant-Comeback, sondern erst einmal ein kleineres Setting ohne Druck.

Du hattest Panikattacken auf der Autobahn? Vielleicht spürst du, dass heute dein Comeback-Tag ist. Dann fahre doch erst einmal nur bis zur nächsten Ausfahrt und feiere danach deinen Erfolg ausgiebig (aber bitte ohne Alkohol). Verinnerliche das tolle Gefühl, wieder mitten im Leben zu sein und genieß das erst einmal. Wenn dann erneut das Gefühl in dir aufkeimt, ein weiteres kleines Abenteuer zu erleben, dann fahre weiter und feiere dich wieder für deinen Erfolg. Beklatsche dich und werde zu deinem größten Fan. Du hast es verdient, gefeiert zu werden, denn du bist gerade auf dem allerbesten Weg dazu, dein Leben selbst in die Hand zu nehmen und dich von nichts mehr zurückhalten zu lassen.

Welche Therapieformen für die Psyche passen zu HPU?

Bei HPU ist das Nervensystem meist schon lange am Limit. Darum reagiert es auf therapeutische Reize sensibler als bei vielen anderen Menschen. Manchen HPUlern hilft hier auch eine Unterstützung durch professionelle Begleiter. Doch nicht jede an sich sinnvolle Methode ist in jeder Phase gut geeignet – entscheidend ist, wie stark dein System gerade überlastet ist.

Körper- und Traumatherapie

Körper- und traumatherapeutische Verfahren können für HPU-Betroffene besonders wertvoll sein, weil sie direkt am Nervensystem und an gespeicherten Stressmustern ansetzen, ohne kognitiv zu überfordern.

Gut passende Ansätze sind zum Beispiel:

- **Somatic Experiencing (SE)** nach Peter Levine – arbeitet mit körperlichen Empfindungen (Interozeption), verlangsamt den Prozess bewusst und nutzt „Titration« (kleinste Schritte) und „Pendulation« (zwischen Belastung und Ressource wechseln), um das Nervensystem schrittweise zu regulieren.

- **Polyvagal-informierte Atemarbeit** (zum Beispiel nach Deb Dana) – nutzt gezielt verlängerte Ausatmung zur Vagusaktivierung, verbindet Atemübungen mit Erdungsreizen (Füße auf dem Boden, Handwärme) und führt Veränderungen in sehr kleinen, tolerierbaren Dosen ein, um das Nervensystem nicht zu überfluten.

Worauf du bei der Auswahl achten darfst:

- Der Fokus liegt mehr auf *Wahrnehmen* als auf „intensiv Durcharbeiten".
- Deine inneren Alarmzeichen (Herzrasen, Zittern, Schwindel, Dissoziation) werden ernst genommen und nicht als „Widerstand" abgetan.
- Es gibt klare Pausen, viele kleine Schritte und jederzeit die Möglichkeit, Übungen zu stoppen oder zu vereinfachen.

Eine gut begleitete Körper- oder Traumatherapie kann dein Erregungstoleranzfenster Schritt für Schritt erweitern und hilft dir dabei, deinen Körper wieder als Verbündeten zu erleben – nicht als dauerhafte Bedrohung.

Sanfte Psychotherapie / Traumasensible HPU-Therapie

Psychotherapie kann bei HPU enorm unterstützen – aber der Zeitpunkt und die Art machen einen großen Unterschied. Wenn dein Stoffwechsel noch komplett aus der Balance ist, braucht es therapeutische Ansätze, die dein System nicht zusätzlich stressen.

Besonders hilfreich sind:

- ressourcenorientierte Therapien, die zuerst Stabilität, Selbstmitgefühl und Sicherheit aufbauen,
- achtsamkeits- und emotionsfokussierte Verfahren, die dir helfen, Gefühle zu regulieren, ohne dich zu überfordern,
- psychotherapeutische Gespräche, die deine körperliche Lage ernst nehmen und nicht alles auf „nur Psyche" reduzieren.

Eine gut zu dir passende Psychotherapie erkennst du daran, dass

- du dich nach den Sitzungen eher ruhiger, sortierter und erleichtert fühlst – nicht tagelang getriggert oder völlig erschöpft,
- deine Symptome ernst genommen und mit deinem Stoffwechsel, deinem Nervensystem und deiner Biografie *zusammen* betrachtet werden (leider gibt es dieses Angebot bisher noch sehr selten); einige Therapeuten findest du auf der Therapeutenliste der Website *hpuandyou.de*.
- du in deinem Tempo arbeiten darfst und nicht in Konfrontationen gedrängt wirst, die sich innerlich im Moment „zu groß" anfühlen.

Oft ist es sinnvoll, die tiefer gehende Bearbeitung von Themen (zum Beispiel schwere Traumata, lange zurückliegende existenzielle Erfahrungen) auf einen Zeitpunkt zu verschieben, an dem dein Stoffwechsel bereits stabiler läuft. Dieser Schritt ist aber nicht immer überhaupt nötig.

Was bei unbehandelter HPU eher überlastet

Solange deine HPU unbehandelt ist oder du erst ganz am Anfang der Therapie stehst, ist dein Nervensystem meist im Dauer-Alarmzustand. In diesem Zustand können manche „klassisch empfohlenen" Methoden mehr schaden als nutzen.

Dazu gehören zum Beispiel:

- harte Konfrontations- oder Expositionstherapie (wie mein Flug nach Ibiza), bei der du dich sehr schnell sehr stark mit angstauslösenden Situationen konfrontieren sollst,
- sehr intensive, lange Traumabearbeitung ohne ausreichende Stabilisierung, zum Beispiel stundenlanges „Durcharbeiten" alter Erlebnisse,
- gruppendynamische Formate mit starkem Druck („du musst da jetzt durch", „stell dich deiner Angst"),
- „Push-Programme" nach dem Motto „mehr aushalten lernen", während dein Körper erkennbar im Überlebensmodus steckt.

Typische Überlastungszeichen in solchen Settings:

- Deine Symptome (Panik, Schwindel, Schlafstörungen, Schmerzen, Reizdarm, Migräne) werden deutlich stärker.
- Du fühlst dich nach den Sitzungen innerlich wie „durchgerüttelt" und brauchst Tage, um dich zu erholen.
- Du hast das Gefühl, du musst dich „zusammenreißen", um die Therapie überhaupt auszuhalten.

In einem unbehandelten oder sehr instabilen HPU-Zustand ist es völlig legitim, solche Methoden abzulehnen oder zu verschieben. Eine Therapie passt zu dir und deiner HPU, wenn sie dir hilft, dich sicherer, regulierter und handlungsfähiger zu fühlen – nicht, wenn du das Gefühl hast, dein System bricht daran fast zusammen.

Die LEBEN-Methode: Die unverzichtbare Basis für eine sanfte, nachhaltige HPU-Therapie

Mit der LEBEN-Methode kennst du nun die unverzichtbare Basis einer guten und vor allem sanften HPU-Therapie. Jede der LEBEN-Säulen ist gleich wichtig.

→ Du weißt, dass du unbedingt deine Laborwerte kennen solltest und der direkte Start mit einem Kombimittel Nebenwirkungen erzeugen kann, die sich leicht vermeiden lassen.
→ Du weißt, dass du mit einer antientzündlichen Ernährung jede Menge Stress aus deinem Stoffwechsel nimmst, sodass die Mikronährstoffe besser wirken können.
→ Du weißt, dass die HPU eine Entgiftungsschwäche ist und der Stoffwechsel viel leichter in sein Gleichgewicht zurückfindet, wenn du Giftstoffe, wo es nur geht, aus deinem Leben verbannst.
→ Du weißt, dass du Mikronährstoffe brauchst, die auf deine Laborwerte abgestimmt sind.
→ Du weißt, dass dein Nervensystem deine Hilfe braucht, damit sich dein Erregungstoleranzfenster wieder vergrößert.

Keiner dieser Punkte ist verhandelbar, wenn du deinen Stoffwechsel zurück in ein stabiles Gleichgewicht bringen möchtest. Und wenn du alle gleichermaßen umsetzt, ist dein Erfolg unausweichlich.

Eine HPU-Therapie erfordert Geduld und Durchhaltevermögen, denn es dauert oft mehr als ein halbes Jahr, bis sich spürbare Verbesserungen bemerkbar machen. Je länger dein Stoffwechsel im Ungleichgewicht war, desto länger ist meist auch die Regenerationszeit. Das ist wichtig zu wissen, um nicht nach vier Monaten die Flinte ins Korn zu werfen, „weil das bei mir nicht hilft". All das habe ich schon mehrfach erlebt.

Die LEBEN-Methode und liebevolle Geduld sind oft alles, was es braucht, um dich aus den HPU-Symptomen herauszuholen – für immer.

KAPITEL 11

Du willst sofort starten? Dein 7-Tage-Aktionsplan

Dein HPU-Test war positiv? Dann ist *jetzt* der beste Zeitpunkt für den Start eines völlig neuen Lebensgefühls. Die erste Woche schafft die Basis für alles, was folgt.

Tag 1: Labortest bestellen – Der erste konkrete Schritt

Was du heute tust:

- Öffne deinen Laptop und besuche die Website des Labors IMD Berlin. Hier kannst du alle Abnahmesets für die wichtigsten Laborwerte mit einem Klick bestellen: *https://imd-onlinelabor.de/hpu-start-abnahmeset*
- Alternativ kannst du die Analysen auch über deinen Hausarzt anfordern (manche Werte werden eventuell von der gesetzlichen Krankenkasse übernommen).

Warum das wichtig ist:

Du weißt jetzt, dass du handeln willst. Der Labortest braucht drei bis sieben Tage für Versand und Bearbeitung. Beginne heute damit, damit du in zwei Wochen erste Ergebnisse hast.

Tag 2: Ernährungstagebuch führen – Lerne deinen Körper kennen

Was du heute tust:

Führe ab sofort für drei bis fünf Tage akribisch Tagebuch über:

- was du isst und trinkst (mit Uhrzeiten)
- wie du dich danach fühlst (Energie, Verdauung, Kopfschmerz, Stimmung)

- Schlafqualität
- Stresslevel im Laufe des Tages

Das kann in Form einer einfachen Tabelle auf deinem Handy oder in einem Notizbuch sein:

Zeit	Was ich gegessen habe	Wie es mir ging (0–10)	Symptome?
08:00	Müsli mit Milch	5/10	Bauchkrämpfe
12:30	Hähnchen und Reis	7/10	Besser
16:00	Kaffee	4/10	Herzrasen

Warum das wichtig ist:

Viele Betroffene erkennen bereits jetzt erste Muster. „Immer wenn ich Käse esse, geht es mir schlecht." oder „Nach Kaffee spielt mein Nervensystem verrückt." Diese Informationen sind Gold für deine Diagnostik und dazu völlig gratis.

Praktischer Tipp: Deine Aufzeichnungen müssen nicht perfekt sein. Selbst grobe Notizen helfen. Das Wichtigste ist, dass du deine emotionale und körperliche Reaktion notierst.

Tag 3: Stressquellen identifizieren – dein persönlicher Stressaudit

Was du heute tust:

Schreib auf, was dich im Alltag stresst. Nicht nur beruflich, sondern auch:

- Menschen, die deine Energie rauben
- Tägliche Verpflichtungen, die sich überwältigend anfühlen
- Gedanken, die ständig kreisen
- Körperliche Belastungen (zu wenig Schlaf, zu viel Sport)
- Umgebungsfaktoren (Licht, Lärm, Gerüche)

Das kann zum Beispiel folgendermaßen aussehen:

Meine Top-5-Stressquellen

1. Mein Chef – ständig Druck, unrealistische Deadlines
2. Mein Partner redet andauernd auf mich ein
3. Schlafmangel – Handy im Schlafzimmer
4. Der Stadtverkehr – Hektik und Lärm
5. Meine eigenen Perfektionismus-Anforderungen

Warum das wichtig ist:

Bei HPU ist ein dysreguliertes Nervensystem oft ein Kernproblem. Wenn du weißt, woran es liegt, kannst du gezielt erste Maßnahmen zur Entlastung ergreifen.

Praktischer Tipp für sofort: Such dir eine Stressquelle aus, die du diese Woche reduzieren kannst:

- Handy 30 Minuten früher aus dem Schlafzimmer?
- Einen schwierigen Menschen zu einer bestimmten Zeit bewusst meiden?
- Eine Stunde weniger arbeiten?

Kleine Veränderungen können oft viel bewirken.

Tag 4: Ernährung umstellen – Entgiftung beginnt hier

Was du heute tust:

Du startest nicht mit einer totalen Umstellung, sondern entfernst nur die offensivsten Stoffe.

Raus aus deinen nächsten Einkäufen:

- stark verarbeitete Lebensmittel (Fast Food, Fertiggerichte)
- Plastikflaschen für Getränke (stattdessen Glas oder Edelstahl)
- Kunstsüßstoffe (Aspartam, Sucralose) – diese stören die Darmflora massiv
- Billigöle (Sonnenblumen- oder Rapsöl); stattdessen hochwertige Öle wie Ghee oder Kokosöl

Rein in deine Küche:

- Bio-Gemüse (vor allem grünes Blattgemüse – entlastet die Leber)
- gefiltertes Wasser statt Leitungswasser (wenn möglich)

Bereite deine Küche dann langsam auf eine gluten-, kuhmilchprodukt- und zuckerfreie Ernährung vor.

Warum das wichtig ist:

Jeder Schritt, mit dem du deinem Körper Entlastung gibst, hilft dem Entgiftungssystem. Mit diesen Maßnahmen schaffst du die Grundlage für eine funktionierende Entgiftung.

Praktischer Tipp: Sei nicht perfekt, sondern praktisch. Wenn Bio zu teuer ist, dann versuche wenigstens, Pestizid-Sünder (Erdbeeren, Spinat, Äpfel) in Bioqualität zu kaufen.

Tag 5: Dein Nervensystem beruhigen – Die erste Übung

Was du heute tust:

Du machst die Progressive Muskelentspannung (siehe Seite 168) – die Fünf-Minuten-Version:

1. Setz dich bequem hin.
2. Atme tief ein und aus.
3. Spann deine Hände für fünf Sekunden fest an und zähl bis fünf.
4. Lass los und spür die Entspannung.
5. Wiederhole das Ganze nacheinander mit Armen, Schultern, Gesicht, Bauch und Beinen.

Zeitaufwand: fünf Minuten täglich – nicht mehr!

Warum das wichtig ist:

Dein Nervensystem ist wahrscheinlich seit Jahren in Alarmbereitschaft. Diese einfache Übung zeigt ihm: „Es ist sicher. Wir können entspannen." Das ist biochemisch essenziell für die kommende Therapie.

Praktischer Tipp: Mach die Übung jeden Tag zur selben Zeit, zum Beispiel morgens vor dem Frühstück oder abends nach der Arbeit. Der vertraute Rhythmus ist für HPUler immens wichtig.

Tag 6: Dein Start-Zustand

Was du heute tust:

Du schreibst 15 Minuten lang auf:

- Wie lange bin ich schon in diesem Zustand? (Monate? Jahre?)
- Was habe ich alles versucht?
- Wie viel habe ich aufgegeben? (Beruf, Beziehungen, Hobbies?)
- Welche Hoffnung habe ich?

Beispiel:
Ich bin seit fünf Jahren in diesem Zustand. Ich habe mindestens zehn verschiedene Ärzte besucht. Mein Freundeskreis ist zusammengeschrumpft, weil ich immer zu kaputt für Unternehmungen bin. Mein Job ist in Gefahr. Meine Hoffnung: Es gibt Menschen, die das überstanden haben. Ich schaffe das auch.

(Wenn du möchtest, tausche dich mit inzwischen über 8000 HPUlern in der Facebookgruppe aus: *www.facebook.com/groups/hpuandyou*)

Warum das wichtig ist:

Betroffene haben oft ihre Hoffnung verloren. Diese Schreibübung reaktiviert eine Ressource, die du jetzt brauchst – die innere Hoffnung. Du brauchst sie für die kommenden Wochen.

Praktischer Tipp: Lies deine Notizen in drei Monaten erneut. Du wirst beträchtliche Fortschritte sehen.

Tag 7: Dein Startdatum für die HPU-Therapie – Mach es offiziell

Was du heute tust:

1. Termin mit dir selbst vereinbaren:

- Schreib in deinen Kalender: „Meine HPU-Therapie beginnt am [Datum]“
- Das ist *dein* Tag. So wichtig wie dein Geburtstag und dein Hochzeitstag zusammen, denn ab heute verändert sich dein Leben!

2. Klare Zielsetzung:
- In vier Wochen will ich: (zum Beispiel „besser schlafen“ oder „weniger Angstattacken haben“)
- In zwölf Wochen will ich: (zum Beispiel „mein altes Leben zurückhaben“)
- In einem Jahr will ich: (zum Beispiel „symptomfrei sein“)

3. Schreib einen Brief an dich selbst:
Liebe Sonja,
heute beginnst du einen neuen Weg. Du weißt endlich, was mit dir los ist. Du kennst jetzt Lösungen. Es wird vielleicht manchmal anstrengend, aber es *wird* besser.

Ich vertrau dir.
Deine zukünftige, gesunde Version

4. Hole dir Unterstützung:
- Sag Menschen in deinem nahen Umfeld: „Ich starte eine Gesundheitsreise. Ich brauch dich mit im Boot.“
- Veränderungen gelingen leichter, wenn die Familie/der Partner mitzieht. Und falls nicht, gehe allein für dich los!

Warum das wichtig ist:

Dies ist eine verbindliche Erklärung an dich selbst. Viele Betroffene haben sich selbst aufgegeben. Das endet jetzt.

Zusammenfassung – nach diesen sieben Tagen hast du:
- Labortests bestellt (und in zwei Wochen Ergebnisse),
- dein Ernährungsmuster erkannt,
- deine Stressquellen identifiziert,
- eine erste Ernährungsumstellung begonnen,
- eine erste Nervensystem-Übung integriert,
- deine innere Hoffnung reaktiviert,
- dein offizielles Startdatum gesetzt.

Das ist viel. Du solltest dich selbst feiern (aber bitte nicht mit Alkohol)

Dieser 7-Tage-Plan ist ein Orientierungsrahmen, keine starre Vorgabe. Wenn du an Tag 3 merkst, dass du erst an Tag 2-Aufgaben arbeiten willst – perfekt. Der Plan ist flexibel. Die HPU-Therapie ist ein Marathon, kein Sprint. Gib dir selbst Zeit.

Es gibt außerdem Situationen, in denen es hilfreich sein kann, dem Körper zusätzliche Unterstützung anzubieten. Solche Situationen sind zum Beispiel:

- die Perimenopause oder andere Hormonumstellungen
- eine starke Histamin-Intoleranz
- eine gleichzeitig auftretende SIBO (Dünndarmfehlbesiedlung)

Das, und welche Auswirkungen die HPU auf die Halswirbelsäule hat, wollen wir uns im folgenden Teil genauer anschauen.

TEIL III

HPU – Wo der Körper zusätzliche Unterstützung braucht

KAPITEL 12

HPU und die Perimenopause oder andere Hormonumstellungen – wie HPU und das Hormonsystem zusammenhängen

Das Hormonsystem ist eines der sensibelsten Regelsysteme des Körpers. Es entscheidet darüber, wie gut du schläfst, wie stabil deine Stimmung ist, wie viel Energie du zur Verfügung hast und wie belastbar du dich im Alltag fühlst. Bei HPUlern ist das Hormonsystem oft in einem fragilen Zustand. Nicht, weil die Hormondrüsen selbst „schwach" wären, sondern weil die biochemischen Grundlagen, auf denen eine stabile Hormonproduktion aufbaut, dauerhaft belastet sind.

Ein zentraler Faktor ist der erhöhte Verbrauch bestimmter Nährstoffe. Für viele hormonelle Prozesse braucht der Körper Vitamin B6, Zink und Magnesium. Genau diese Stoffe werden bei HPU schneller verbraucht oder stehen nicht zuverlässig zur Verfügung. Ohne sie können Hormone zwar gebildet werden, aber oft nicht in ausreichender Menge, im richtigen Timing oder in der gewünschten Balance.

Hinzu kommt der oxidative Stress, der bei HPU häufig erhöht ist. Freie Radikale belasten die Zellen, die Hormone herstellen, und beeinträchtigen die Rezeptoren, die die Hormone eigentlich ablesen sollen. Dadurch entsteht eine Art „Rauschen" im System. Der Körper sendet Signale, die Zielzellen können sie aber nur eingeschränkt wahrnehmen. Das spüren viele in Form von Zyklusstörungen, PMS, Stimmungsschwankungen, Schilddrüsenproblemen oder schwankender Stressbelastbarkeit.

Auch die Leber spielt eine wichtige Rolle. Sie ist für das Ab- und Umbauen von Hormonen zuständig. Wenn sie durch Toxine, Medikamente, Entzündungen oder Mikronährstoffdefizite überlastet ist, werden Hormone langsamer abgebaut. Das führt nicht selten zu relativen Hormonüberschüssen, besonders bei Östrogen. Viele HPU-Betroffene beschreiben genau dies: ein Gefühl innerer Unruhe, Wasseransammlungen, Brustspannen oder Migräne rund um den Zyklus.

Zudem ist das Nervensystem eng mit dem Hormonsystem verknüpft. Ein dauerhaft aktivierter Stressmodus beeinflusst sowohl die Nebennieren als auch die Schilddrüse. Für Menschen mit HPU, deren Nervensystem schneller anspringt und langsamer herunterfährt, bedeutet dies, dass Stress sich stärker auf die Hormone auswirkt und das gesamte System leichter aus dem Gleichgewicht bringt.

Wenn man all diese Ebenen zusammennimmt, wird klar, warum hormonelle Dysbalancen bei HPU so häufig auftreten. Es handelt sich nicht um einzelne isolierte Störungen, sondern um ein Zusammenspiel aus Nährstoffmängeln, Stoffwechselbelastungen und einer erhöhten Sensibilität der Stressachsen. Sobald diese Grundlagen stabilisiert werden, kommt auch das Hormonsystem oft deutlich besser ins Gleichgewicht. Eine HPU-Therapie ist also auch immer eine „Hormon-Therapie". Manchmal kann es daher hilfreich sein, die Hormonachse zusätzlich zu den LEBEN-Maßnahmen zu unterstützen.

Progesteronmangel und Östrogendominanz

Die häufigste HPU-bedingte Hormonstörung ist der Progesteronmangel. Unter erhöhtem Stress produziert der Körper viel vom Stresshormon Cortisol. Cortisol und Progesteron werden aus demselben Vorläufer hergestellt – dem Steroidhormon Pregnenolon. Je mehr Cortisol der Stoffwechsel produziert, desto weniger Progesteron kann er herstellen. Stress führt also unmittelbar zu einem Progesteronmangel. Für Frauen im gebärfähigen Alter ist Stressreduktion und die Erweiterung des Erregungstoleranzfensters (wie im Kapitel zur Nervensystemregulation beschrieben) der wichtigste Hebel, um einem Progesteronmangel entgegenzuwirken.

Da Progesteron und Östrogen Gegenspieler sind, entsteht allein durch einen Progesteronmangel bereits eine Östrogendominanz. Das kannst du dir wie zwei gleich schwere Personen auf einer Wippe vorstellen. Normalerweise ist diese Wippe ausgeglichen. Nimmt nun eine Person 20 kg ab, dominiert die andere Person automatisch. Genauso ist es bei Progesteron und Östrogen.

Warum Östrogendominanz ein Problem ist

Östrogen regt Zellwachstum an – das ist normal und sinnvoll. Progesteron ist der Gegenspieler – es bremst, beruhigt, reguliert. Fehlt dieser Gegenspieler, wirkt Östrogen ungebremst.

Was dann passiert:

- **Gewebe wächst unkontrolliert** – Myome, Endometriose, Zysten, fibrozystische Brust können die Folge sein.
- **Stimmung und Schlaf leiden** – Progesteron beruhigt das Nervensystem über denselben Weg wie ein natürliches Beruhigungsmittel. Fällt es weg kann dies zu Angst, Reizbarkeit oder schlechtem Schlaf führen.
- **Der Zyklus gerät aus dem Takt** – daraus können starke Blutungen, PMS oder Schmerzen resultieren.
- **Wassereinlagerungen und Gewichtszunahme** – Progesteron entwässert natürlich; ohne es sammelt der Körper Wasser.
- **Histamin steigt** – Östrogen fördert Histamin, Progesteron bremst es. Eine Dominanz kann daher zu mehr Unverträglichkeiten und mehr Entzündungen führen.
- **Langfristig steigt das Krebsrisiko** – anhaltende Östrogendominanz gilt als Risikofaktor für Brust- und Gebärmutterkrebs.

Um zu überprüfen, ob du auch von einem Progesteronmangel (und einer Östrogendominanz) betroffen bist, kannst du entweder deinen Gynäkologen um einen Hormonstatus bitten oder diesen selbst im Speichel messen. Achte darauf, dass du die Messung zwischen dem 19. und 21. Zyklustag vornimmst, wenn du einen 28-Tage-Zyklus hast. Ist dein Zyklus länger oder kürzer, verschiebe den Testzeitpunkt entsprechend. Bei einem 33-Tagezyklus wäre der richtige Messzeitpunkt zwischen Tag 24 und 26.

Was du bei Progesteronmangel tun kannst

Pflanzenstoffe können die Hormonachse unterstützen. Die wichtigsten Pflanzenstoffe bei Progesteronmangel sind folgende:

- **Mönchspfeffer** kann bei Progesteronmangel unterstützen, weil er die Kommunikation zwischen Gehirn und Eierstöcken beeinflusst. Er senkt den Prolaktinspiegel, der bei vielen Frauen leicht erhöht ist und die Bildung von Progesteron bremsen kann. Gleichzeitig fördert Mönchspfeffer die Ausschüttung von luteinisierendem Hormon (LH), das für eine stabile zweite Zyklushälfte und die Progesteronproduktion notwendig ist. Dadurch kann der Körper wieder mehr eigenes Progesteron bilden, der Zyklus wird ausgeglichener und typische Beschwerden wie PMS, Brustspannen oder kurze Lutealphasen können sich bessern.
- **Maca** unterstützt bei Progesteronmangel nicht, indem es selbst Hormone liefert, sondern indem es die übergeordnete Steuerzentrale beeinflusst, die Hypothalamus-Hypophysen-Achse. Sie entscheidet täglich darüber, wie viel Progesteron, Östrogen und Stresshormone produziert werden. Maca wirkt ausgleichend auf dieses System, stabilisiert die hormonelle Kommunikation und verbessert die Reaktionsfähigkeit der Drüsen. Besonders bei stressbedingtem Progesteronmangel kann Maca helfen, weil es die Stressachse beruhigt und dem Körper wieder ermöglicht, in der zweiten Zyklushälfte ausreichend Progesteron zu bilden. Viele Frauen berichten außerdem über mehr Energie und eine stabilere Stimmung, weil Maca nicht nur den Zyklus unterstützt, sondern auch die allgemeine hormonelle Balance.
- **Frauenmantel** unterstützt bei Progesteronmangel, indem er die zweite Zyklushälfte stabilisiert. Die Pflanze wirkt sanft auf die Gebärmutterschleimhaut und fördert eine harmonische Lutealphase, in der das Progesteron gebildet wird. Viele Frauen erleben durch Frauenmantel weniger Zwischenblutungen, ein klareres Zyklusmuster und eine ruhigere zweite Hälfte des Zyklus. Die Pflanze wirkt nicht hormonell, sondern schafft die Bedingungen, unter denen der Körper sein eigenes Progesteron zuverlässiger bilden kann. Gerade

bei leichten Lutealphasenschwächen, PMS oder unregelmäßigen Zyklen kann Frauenmantel deshalb eine spürbare Unterstützung sein.

- **Ashwagandha, Gammaminobuttersäure (GABA), Baldrian und Melisse** senken Stresshormone und entlasten die Progesteron-Achse, den Teil der Hypothalamus-Hypophysen-Ovar-Achse (HPO-Achse) im Gehirn, die den Zyklus steuert.
- **Vitamin C** unterstützt bei Progesteronmangel, weil es ein wichtiger Cofaktor für die Bildung von Steroidhormonen ist. Die Nebennieren brauchen daher ausreichend Vitamin C, um die Progesteronvorstufe Pregnenolon zu bilden. Wenn dieser Nährstoff fehlt, kann die Hormonproduktion ins Stocken geraten. Zusätzlich wirkt Vitamin C antioxidativ und schützt die Zellen, die Progesteron herstellen, vor Stress und Entzündung. Deshalb hilft eine gute Versorgung dabei, die Lutealphase zu stabilisieren und die körpereigene Progesteronproduktion zuverlässiger ablaufen zu lassen.
- **Omega-3-Fettsäuren** unterstützen bei Progesteronmangel, weil sie die Grundlage für stabile Zellmembranen bilden. Nur wenn Hormonrezeptoren in einer flexiblen, gut versorgten Zellmembran sitzen, können sie Progesteron zuverlässig aufnehmen und darauf reagieren. Gleichzeitig wirken Omega-3-Fettsäuren entzündungshemmend. Da chronische Entzündungen die Hormonproduktion bremsen und die Lutealphase stören können, entlastet Omega-3 das Hormonsystem auf mehreren Ebenen. Viele Frauen erleben durch eine regelmäßige Omega-3-Versorgung weniger zyklusabhängige Beschwerden, eine stabilere Stimmung und eine ruhigere zweite Zyklushälfte.

Hormone und Histamin-Probleme

Hormonchaos und Histamin-Probleme gehen oft Hand in Hand. Wenn Progesteron fehlt und Östrogen die Oberhand gewinnt, stehen die Mastzellen – die „Histaminspeicher“ des Immunsystems – praktisch unter Dauerstrom. Östrogen wirkt auf Mastzellen wie ein Gaspedal. Schon kleine Auslöser reichen, und die Zellen „öffnen das Ventil“ und schütten

Histamin aus. Dinge, die früher gut vertragen wurden, führen dann plötzlich zu hochrotem Kopf, Kopfschmerzen oder Juckreiz.

Progesteron ist die Bremse. Es hilft den Mastzellen, ruhig zu bleiben und nicht bei jedem Reiz Alarm zu schlagen. Fehlt diese Bremse, während Östrogen stark wirkt, kippt das Gleichgewicht, und die Mastzellen werden überempfindlich.

In dieser Konstellation treten Histamin-Probleme besonders oft rund um den Eisprung und in der zweiten Zyklushälfte auf. Viele Frauen berichten dann über Migräne, Schlafstörungen, Stimmungsschwankungen, Unruhe, Hautreaktionen oder Verdauungsbeschwerden.

Stabilisiert sich das Verhältnis von Östrogen und Progesteron wieder, beruhigen sich meist auch die Mastzellen und das Histaminsystem. Alltägliche Reize werden dann nicht mehr sofort als „Gefahr" gewertet, und die Symptome lassen deutlich nach.

Perimenopause führt zu natürlichem Progesteronmangel

In der Perimenopause (Übergangsphase zur Menopause) verändert sich das Zusammenspiel von Östrogen, Progesteron und Histamin oft besonders stark, vor allem, wenn die HPU in dieser Zeit noch nicht stabil eingestellt ist. Der Körper stellt seine Hormonproduktion langsam um, aber diese Umstellung verläuft nicht gleichmäßig. Progesteron sinkt meist früher und stärker ab als Östrogen. Dadurch entsteht ein Zustand, den viele Frauen spüren, ohne ihn benennen zu können: relativer Östrogenüberschuss bei gleichzeitig zu wenig Progesteron. Bei einer Frau mit HPU kann das Ungleichgewicht aus oben genannten Gründen stärker ausfallen.

Du weißt bereits, dass Mastzellen stark auf Hormone reagieren. Östrogen erhöht ihre Histaminfreisetzung, Progesteron bremst sie. Fehlt Progesteron und schwankt das Östrogen, werden Mastzellen leichter aktiv und die Histaminbelastung steigt. Viele Frauen bemerken das an einer Zunahme von Migräne, Schlafstörungen, Hitzewallungen, Herzrasen, Stimmungsschwankungen oder Verdauungsbeschwerden – alles Symptome, die auch zu einer Histamin-Intoleranz passen. In der Perimenopause verstärken sich diese beiden Ebenen häufig gegenseitig. Die hormonellen Schwankungen erhöhen die Histaminfreisetzung, und das überschüssige Histamin verstärkt wiederum innere Unruhe, Schlafprobleme und Gefäßreaktionen.

Erst wenn der Körper schließlich in der Menopause ankommt und die Hormonspiegel stabiler werden, beruhigt sich dieses Wechselspiel oft wieder. Bis dahin hilft es vielen Frauen, die Histaminbelastung zu reduzieren und gleichzeitig auf den hormonellen Ausgleich zu achten. Oft reicht hier eine pflanzliche Unterstützung nicht mehr aus. Manche Frauen profitieren in dieser Zeit sehr von einer Hormonersatztherapie mit bioidentischen Hormonen (verschreibungspflichtig).

Viele Frauen mit HPU vertragen bioidentische Hormone als Creme besser als orale Präparate. Der Grund liegt in der Art, wie der Körper die Hormone verarbeitet. Orale Produkte müssen zuerst die Leber passieren, die bei HPU häufig ohnehin stark beansprucht ist. Dieser Stoffwechselschritt kann Unruhe, Übelkeit oder eine verstärkte Histaminbelastung auslösen. Eine Creme umgeht diesen Weg und gibt die Hormone über die Haut langsam und gleichmäßig in den Körper ab. Die Wirkung ist dadurch sanfter und erzeugt weniger hormonelle Spitzen, auf die HPUlerinnen oft empfindlich reagieren. Auch der Darm wird geschont, was besonders hilfreich ist, wenn Verdauung und Mikrobiom bereits belastet sind. Zudem lassen sich Cremes feiner dosieren, sodass viele Frauen mit sehr kleinen Mengen starten und die Dosis behutsam steigern können. All das führt dazu, dass transdermale Anwendungen für sensible Stoffwechsel häufig die verträglichere Wahl sind.

Hormonelle Disruptoren im Alltag – schon kleine Mengen haben Wirkung

Unser Hormonsystem agiert über winzige Signale. Milligramm und sogar Mikrogramm können darüber entscheiden, wie gut dein Zyklus funktioniert, wie stabil deine Stimmung ist oder wie gut deine Stressachse sich regulieren kann. Deshalb sind chemische Stoffe, die auf dieses System einwirken, so bedeutsam. Sie wirken nicht erst, wenn große Mengen im

Körper sind. Sie entfalten ihre Effekte oft bereits schon in sehr kleinen Konzentrationen.

Diese Substanzen werden „hormonelle Disruptoren" genannt. Sie können echte Hormone imitieren, blockieren oder die Rezeptoren empfindlicher oder unempfindlicher machen. Und sie tauchen in unserem Alltag an vielen Stellen auf, ohne dass wir ihnen große Bedeutung beimessen. Im Folgenden möchte ich näher darauf eingehen, worum es sich dabei handelt und wo sie auftreten.

1. Thermopapier und Alternativen

Früher war der Weichmacher Bisphenol A (BPA) in Thermopapier wie zum Beispiel bei Kassenbons weit verbreitet. Heute ist BPA in dieser Anwendung in der EU weitgehend verboten. Stattdessen finden sich in Thermorollen weiterhin Bisphenol-Analogstoffe wie BPS, BPF oder BPAF. Diese Stoffe werden beim Kassenzettel-Ausdruck freigesetzt und können über die Haut aufgenommen werden.

Wirkung im Körper:

Analogstoffe können hormonähnlich wirken, zum Beispiel an Östrogen-Rezeptoren binden. Für Menschen mit sensibler hormoneller Steuerung bedeutet dies zusätzliche Signalveränderungen, die insbesondere den Zyklus oder das Gleichgewicht zwischen Östrogen und Progesteron stören können.

2. Plastikverpackungen und Weichmacher

Auch wenn BPA-haltige Plastikprodukte zurückgegangen sind, enthalten viele Kunststoffe weiterhin Phthalate und andere Weichmacher (zum Beispiel DINP, DIDP). Sie gelangen besonders dann ins Essen, wenn Verpackungen erhitzt, gefettet oder mechanisch belastet werden.

Wirkung im Körper:

Phthalate können die Testosteron- und Schilddrüsenhormon-Regulation beeinflussen und gelten als endokrine Disruptoren. Sie verstärken hormonelle Ungleichgewichte, wenn der Stoffwechsel ohnehin sensibel ist.

3. PFAS in Alltagsmaterialien

„Ewigkeitschemikalien“ wie PFAS stecken in wasser- und fettabweisenden Beschichtungen von Verpackungen, Outdoor-Textilien, Kochgeschirr und sogar Lebensmittelpapieren.

Wirkung im Körper:

PFAS können die Schilddrüsenfunktion beeinflussen, den Lipid- und Glukosestoffwechsel stören und hormonelle Regelkreise irritieren. Sie sind besonders problematisch, weil sie sich im Körper anreichern.

4. Kosmetik und Pflegeprodukte

Viele klassische Pflegeprodukte enthalten hormonell wirksame Stoffe wie Parabene, synthetische Duftstoffe oder UV-Filter (zum Beispiel OMC, Benzophenone). Auch wenn einzelne Stoffe mittlerweile eingeschränkt sind, bleibt die kombinierte Belastung hoch.

Wirkung im Körper:

Diese Stoffe können auf Östrogen- oder Androgensysteme wirken oder die Schilddrüsenhormonaktivität modulieren. Das kann sich auf Zyklus, Stressantwort oder Stoffwechsel auswirken.

5. Pestizidrückstände auf Lebensmitteln

Auch wenn Pestizide streng reguliert werden, finden sich nach wie vor Rückstände von Substanzen mit hormonellen Wirkmechanismen auf Obst, Gemüse und Getreide. Besonders relevant sind Stoffe, die ähnlich wie Östrogen wirken oder hormonelle Rezeptoren modulieren.

Wirkung im Körper:

Auch hier gilt: Schon niedrige Konzentrationen können das hormonelle Gleichgewicht empfindlich stören, besonders wenn der Körper ohnehin bereits hohe Anpassungsleistungen vollbringen muss.

Warum schon geringe Mengen relevant sind

Das Hormonsystem besitzt keine Schutzschaltung, die erst bei hohen Dosen reagiert. Es ist ein hochsensibles Kommunikationsnetzwerk:

- Rezeptoren reagieren auf kleinste Mengen von Botenstoffen,
- der Transport, die Bindung und der Abbau laufen über sehr fein abgestimmte Mechanismen,
- hormonelle Disruptoren wirken genau dort, wo Hormone wirken – an den Rezeptoren, an der Produktion oder am Abbau.

Deshalb können chemische Spuren bereits im Nanogramm- oder sogar Pikogrammbereich Auswirkungen haben – nicht weil sie „toxisch" im klassischen Sinne wären, sondern weil sie in die Signalwege eingreifen.

Was das für den Alltag bedeutet

Es geht nicht um perfektes Vermeiden, denn das ist kaum zu schaffen. Es geht darum, belastende Quellen zu reduzieren und damit dem Hormonsystem wieder mehr Raum für seine natürlichen Steuerprozesse zu geben. Das kann konkret heißen:

- Thermopapier vermeiden oder nach Berührung die Hände waschen
- Glas oder Edelstahl statt Plastikflaschen verwenden
- Unparfümierte, natürliche Pflegeprodukte und Waschmittel benutzen
- Parfum weglassen oder zumindest nicht direkt auf die Haut sprühen
- PFAS-freie Beschichtungen bewusst auswählen
- Unbehandelte Lebensmittel bevorzugen und gründlich waschen
- Ätherische Öle statt Duftkerzen verwenden

Jede kleine Veränderung entlastet deinen Körper. Gerade bei HPU, wo Belastungen schneller zu viel werden, spürst du solche Alltagsschritte oft deutlicher als andere.

KAPITEL 13

Umgang mit einer Histamin-Intoleranz

Wir haben bereits in früheren Kapiteln besprochen, dass eine Histamin-Intoleranz häufig gemeinsam mit einer HPU auftritt. Der Begriff Histamin-Intoleranz wird gerne benutzt, obwohl man gegen einen körpereigenen Stoff eigentlich nicht intolerant sein kann. Korrekt ausgedrückt müsste man von einer Histaminose sprechen, also einem Ungleichgewicht zwischen dem Histamin, das dem Körper zugeführt wird bzw. das er selbst bildet und seiner Fähigkeit, es abzubauen. Da vielen Betroffenen aber die Histamin-Intoleranz wesentlich geläufiger ist, werde ich diese Begrifflichkeit hier beibehalten.

Histamin hat einen schlechten Ruf. Viele HPUler verbinden es sofort mit unangenehmen Symptomen wie Kopfschmerzen, Durchfall oder Schlaflosigkeit. Dabei wird oft vergessen, dass Histamin ein wichtiger Botenstoff ist, den wir für zahlreiche lebenswichtige Prozesse dringend brauchen. Mir ist wichtig zu betonen, dass Histamin nicht „böse" ist, ganz im Gegenteil! Problematisch ist nicht Histamin an sich, sondern zu viel Histamin am falschen Ort oder zur falschen Zeit.

Damit du ein Gefühl dafür bekommst, wie tief Histamin in deine Körperregulation eingebunden ist, schauen wir uns einmal seine wichtigsten Aufgaben an:

- **Histamin steuert Hunger und Appetit**
  Histamin beeinflusst unter anderem den Ghrelinspiegel, also jenes Hormon, das Hunger und Heißhunger reguliert. Ein erhöhter Histaminspiegel kann dazu führen, dass Hunger häufiger oder stärker wahrgenommen wird und sich Heißhungerattacken entwickeln.
- **Histamin reguliert die Darmbewegung**
  Im Verdauungstrakt wirkt Histamin direkt auf die Darmmotilität. Ist zu viel Histamin vorhanden, beschleunigt sich die Darmbewegung bis hin zu Durchfällen. Viele Betroffene erleben genau das als typisches Histamin-Symptom.

- **Histamin beeinflusst den Schlaf-Wach-Rhythmus**
  Histamin ist ein aktivierender Neurotransmitter. Es hilft uns, tagsüber wach und aufmerksam zu sein. Ist der Histaminspiegel jedoch dauerhaft erhöht, kommt das Nervensystem nicht mehr in den Ruhemodus. Einschlafprobleme und nächtliches Wachliegen sind häufige Folgen.
- **Histamin regt die Magensäureproduktion an**
  Histamin regt die Belegzellen im Magen dazu an, Magensäure zu produzieren. Bei Histamin-Problemen entsteht dadurch häufig eine paradoxe Situation. Phasen mit zu wenig Magensäure wechseln sich mit Phasen mit deutlich zu viel Magensäure ab. Gerade bei HPU kommt hinzu, dass ein Vitamin-B6-Mangel die normale Säurebildung hemmen kann. Gleichzeitig kann ein erhöhter Histaminspiegel die Magensäureproduktion stark antreiben. Das Ergebnis ist meist eine insgesamt schwache, ineffiziente Verdauung.
- **Histamin kann den Magen-Darm-Übergang beeinflussen**
  Ein chronisch erhöhter Histaminspiegel kann dazu beitragen, dass der Übergang vom Magen in den Dünndarm nicht mehr zuverlässig schließt. Als Folge gelangt die Nahrung zu früh in den Dünndarm – ein möglicher Mitfaktor für eine Dünndarmfehlbesiedlung (SIBO).
- **Histamin erweitert die Blutgefäße**
  Histamin sorgt dafür, dass sich Gefäße weiten. Das ist im Akutfall sinnvoll, denn Immunzellen können so schneller an den Ort einer Entzündung gelangen. Sichtbar wird das zum Beispiel durch ein gerötetes Gesicht oder Hitzegefühl.
- **Histamin beeinflusst die Stimmung**
  Histamin kann die Ausschüttung von Serotonin hemmen. Bei dauerhaft erhöhten Histaminspiegeln kann das zu gedrückter Stimmung oder depressiven Phasen beitragen. Dieser Zusammenhang wird oft übersehen.
- **Histamin wirkt auf die Blutgerinnung**
  Histamin ist an Heparin gebunden, das das Blut verdünnt. Ist dieser Effekt zu stark, kann es zu Nasenbluten, schneller Blutergussbildung oder auffällig blauen Flecken kommen.

Die Quintessenz: Histamin ist weder gut noch schlecht. Es ist ein Regulator. Entscheidend ist das richtige Maß und die Fähigkeit deines Körpers, Histamin kontrolliert aufzubauen, gezielt einzusetzen und anschließend wieder abzubauen. Genau hier liegt bei vielen Betroffenen die eigentliche Herausforderung.

Woher kann zu viel Histamin kommen?

Die drei Hauptgründe für einen Histaminüberschuss im Körper sind:

1. Bakterien, die Histamin bilden können, haben sich im Darm übermäßig vermehrt.
2. Die Mastzellen schütten ständig Histamin aus.
3. Histamin kann nicht adäquat abgebaut werden.

Wenn ein Histaminproblem vorliegt, haben wir also drei große Stellschrauben, an denen wir drehen können:

1. Wir müssen den Darm wieder so aufstellen, dass sich histaminbildende Bakterien nicht mehr gut vermehren können.
2. Wir müssen die Mastzellen stabilisieren, damit sie nicht ständig Histamin ausschütten.
3. Wir müssen die Abbauwege von Histamin stärken. Hier gibt es einen Abbauweg für Histamin im Darm und einen im Stoffwechsel.

Bevor wir aber in blinden Aktionismus verfallen, müssen wir klären, welches Problem oder welche Probleme überhaupt vorliegen. Manchmal ist das nämlich nur eines, manchmal alle drei gemeinsam.

Histamin verstehen und regulieren – der Weg aus dem Teufelskreis

Viele Betroffene versuchen, Histamin ausschließlich über die Ernährung zu kontrollieren. Das kann kurzfristig Erleichterung bringen, greift aber fast immer zu kurz. Denn nur ein kleiner Teil des Histamins im Körper (ca. 20 Prozent) stammt tatsächlich aus der Nahrung. Der weitaus größere Anteil wird im Körper selbst gebildet, vor allem im Darm und in den Mastzellen.

Wenn du Histamin langfristig in den Griff bekommen willst, brauchst du deshalb einen anderen Blickwinkel. Histamin ist fast immer das sichtbare Symptom eines tiefer liegenden Stoffwechselproblems. Im Folgenden wollen wir zunächst die Ursachen für Histamin-Probleme genauer betrachten.

Warum Histamin aus dem Gleichgewicht gerät

Zum einen kann im Darm zu viel Histamin entstehen, etwa durch eine ungünstige Zusammensetzung der Darmbakterien oder durch Fehlbesiedlungen. Diese produzieren Histamin direkt im Verdauungstrakt und überfordern damit den lokalen Abbau.

Zum anderen kann der Histaminabbau im Darm gestört sein, für den vor allem das Enzym DAO (Diaminooxidase) zuständig ist. Es wird in der Darmschleimhaut gebildet und braucht dafür funktionierende Darmzellen, einen passenden pH-Wert und ausreichend Kupfer. Ist der Darm entzündet, durchlässig oder chronisch überlastet, reicht die DAO-Aktivität oft nicht mehr aus. Histamin gelangt dann ungebremst ins Körperinnere.

Ein dritter wichtiger Punkt ist der Histaminabbau im Stoffwechsel. Hier übernimmt das Enzym HNMT die Hauptarbeit, vor allem in Leber, Gehirn und anderen Geweben. Dieser Abbauweg ist stark von einer funktionierenden Methylierung und von Vitamin B6 abhängig. Ist die Methylierung gestört oder die Leber überlastet, bleibt Histamin länger aktiv, besonders im Nervensystem.

Der vierte Mechanismus betrifft die Mastzellen. Sind sie instabil, schütten sie ständig Histamin aus, auch ohne echten Anlass. Stress, Entzündungen, hormonelle Verschiebungen oder Medikamente können diese

Daueraktivierung begünstigen. In schweren Fällen spricht man von einem Mastzellaktivierungssyndrom, das ärztlich begleitet werden sollte.

Es ist also wichtig zu wissen, dass ein Histamin-Problem nie isoliert entsteht. Es ist immer das Ergebnis eines Systems, das an mehreren Stellen aus dem Gleichgewicht geraten ist. Du ahnst es sicher bereits: Eine unbehandelte HPU bietet die perfekte Grundlage dafür.

Der erste notwendige Schritt: den Histaminbrand löschen

Bevor der Körper wieder regulieren kann, braucht er Entlastung. Solange Histamin ungebremst wirkt, reagiert der Stoffwechsel kaum auf therapeutische Maßnahmen. Deshalb ist es sinnvoll, zunächst die akute Belastung zu senken. In dieser Phase geht es darum Reize, die Histaminbildung oder -freisetzung fördern, möglichst vollständig zu vermeiden. Dazu gehören Alkohol, Nikotin und Koffein ebenso wie starke Blutzuckerspitzen, Fertigprodukte, Zusatzstoffe und stark verarbeitete Fette. Auch Duftstoffe, Weichspüler und Weichmacher aus Plastik wirken bei vielen wie ein Wirkverstärker von Histamin.

Bei einer Histaminproblematik sollte deine Ernährung frisch, einfach und reizarm sein. Lang gelagerte oder wieder aufgewärmte Speisen enthalten oft deutlich mehr Histamin als frisch zubereitete Mahlzeiten. Schonende Zubereitungsarten wie Kochen oder Dünsten sind besser verträglich als Grillen oder Frittieren. Eine gute Orientierung für histaminarme Lebensmittel bietet die Website *histaminintoleranz.ch* der Schweizerischen Interessengemeinschaft Histamin-Intoleranz (SIGHI).

Parallel dazu spielen Lebensstilfaktoren eine große Rolle. Ausreichendes Trinken hilft, Histamin zu verdünnen und auszuscheiden. Sehr intensive sportliche Belastungen solltest du vorübergehend reduzieren sowie versuchen, chronischen Schlafmangel und Dauerstress zu vermeiden. Diese Schritte sind natürlich keine Dauerlösung, aber sie schaffen die Voraussetzung dafür, dass dein Körper überhaupt wieder reagieren kann und häufig auch dafür, dass Nahrungsergänzungsmittel besser vertragen werden.

Histamin abbauen lernen – die biochemische Grundlage

Wenn das Nervensystem nicht mehr im Dauer-Alarm steckt, kann der Körper endlich „aufräumen" und das Histaminsystem neu sortieren. Dann geht es darum, die wichtigsten Bausteine bereitzustellen, damit Histamin überhaupt zuverlässig abgebaut werden kann.

Vitamin C ist so etwas wie das tägliche „Beruhigungsspray" für Mastzellen. Es macht sie weniger sprunghaft, unterstützt die DAO und hilft, überschüssiges Histamin schneller abzubauen. Vitamin D wirkt eher im Hintergrund, sorgt für eine ausgewogen reagierende Immunabwehr und trägt ebenfalls dazu bei, dass Mastzellen nicht bei jedem kleinen Reiz explodieren. Vitamin B6 wird für einen der inneren Histamin-Abbauwege (HNMT) gebraucht – bei sehr sensiblen Menschen sollte es jedoch in Mini-Schritten gesteigert werden, damit der Körper sich daran gewöhnen kann.

Zink hilft der Darmschleimhaut, sich zu regenerieren, und wirkt zugleich mastzellstabilisierend. Kupfer wiederum ist ein Schlüssel für die DAO, sollte aber nur nach gemessenem Spiegel ergänzt werden, weil es im feinen Gleichgewicht mit Zink steht und ein Zuviel die Balance kippen kann. Für den Histaminabbau in den Zellen ist zudem eine gut laufende Methylierung entscheidend. Hier kommen Stoffe wie SAMe oder eine gute Versorgung mit essenziellen Aminosäuren ins Spiel, damit der Stoffwechsel seine Entgiftungsarbeit leisten kann.

Gerade bei sensiblen Menschen gilt dabei ein wichtiger Grundsatz: langsam, einzeln, sorgfältig beobachtend. Der Körper braucht Zeit, um sich an neue Reize und Bausteine zu gewöhnen. Und noch einmal, da sehr wichtig: SAMe darf wegen des Risikos eines Serotoninsyndroms nicht zusammen mit SSRI-Antidepressiva genutzt werden, ohne dass dies vorher mit einer Ärztin oder einem Arzt abgesprochen wurde.

Ohne Darm, Leber und Hormone läuft gar nichts – das „Dreieck des Histamin-Chaos"

Der Darm muss erst einmal zur Ruhe kommen und seine „Schutzmauer" wieder aufbauen. Nur so kann er Histamin abbauen, statt es wie ein löchriger Filter ständig ins Blut zu lassen und alles zu überschwemmen. Die Leber ist der große „Entsorger" für Histamin, Hormone und Entzündungsstoffe. Wenn sie ständig überfordert ist, stauen sich diese Stoffe wie in einem Verkehrschaos und blockieren sich gegenseitig.

Hormone sind der dritte Hebel. Östrogen wirkt wie ein „Zündfunke" auf Mastzellen und schwächt sogar die DAO – kein Wunder, dass Beschwerden oft zyklisch hochkommen oder in Umstellungsphasen explodieren. Progesteron dagegen ist die „Ruhetablette", die alles dämpft. Auch die Schilddrüse darf man nicht vergessen. Ihre Hormone steuern Mastzellen und Leber direkt mit, sodass ein Ungleichgewicht dort alles verschärft.

Das Nervensystem: der Dirigent im Histamin-Durcheinander

Ein Histamin-Problem ist selten nur eine Frage von Enzymen, Vitaminen oder Ernährung. Sehr oft spielt auch dein Nervensystem eine entscheidende Rolle. Man kann es sich wie einen Dirigenten vorstellen. Es gibt den Takt vor und entscheidet, wie empfindlich Mastzellen reagieren, wie viel Histamin freigesetzt wird und ob dein Körper überhaupt wieder in die Entspannung findet.

Viele Betroffene leben über lange Zeit im Dauerstress. Termine, emotionale Belastungen, alte unverarbeitete Themen, schlechter Schlaf oder chronische Schmerzen halten das Nervensystem ständig auf „Achtung, Gefahr". Für deinen Körper fühlt sich das an, als müsste er jederzeit bereit sein, zu kämpfen oder zu fliehen. Entsprechend werden Stresshormone ausgeschüttet, der Puls steigt, die Aufmerksamkeit geht nach außen – Erholung und Reparatur haben in diesem Zustand kaum Platz.

Histamin passt genau in dieses Bild. Kurzfristig macht es wach und reaktionsschnell. Wenn dieser Zustand aber zum Dauerzustand wird, bleibt das System im „Hochbetrieb" stecken. Es entsteht ein Kreislauf, der sich selbst antreibt. Stress aktiviert die Nerven, die Nerven reizen die Mastzellen, die Mastzellen setzen Histamin frei – und Histamin verstärkt wiederum Unruhe, innere Anspannung und Schlafprobleme.

Auch die Hormone spielen dabei mit. Unter dauerhaftem Stress nutzt der Körper seine hormonellen Vorstufen bevorzugt zur Cortisolbildung, also für das Stresshormon. Beruhigende Gegenspieler wie Progesteron kommen dabei zu kurz. Das nimmt dem System eine wichtige Bremse und verstärkt die Histaminreaktionen zusätzlich.

Besonders deutlich zeigt sich dies beim Schlaf. Histamin hält wach, Schlafmangel erhöht wiederum den Stresspegel. Viele kennen dieses Muster: nächtliches Aufwachen zwischen zwei und drei Uhr, Herzklopfen, inneres Getrieben sein – als würde der Körper auf einen unsichtbaren Alarm reagieren. Tatsächlich gelingt es dem Nervensystem in diesem Zustand kaum noch, in den Ruhemodus zu wechseln.

Deshalb greifen Maßnahmen wie Vitamine oder eine histaminarme Ernährung allein oft zu kurz. Sie sind wichtig, aber nicht ausreichend. Entscheidend ist, dem Nervensystem wieder Sicherheit zu vermitteln. Ziel ist es, aus dem ständigen Alarmmodus in einen Zustand von Ruhe und Regeneration zu kommen – vom Sympathikus in Richtung Parasympathikus.

Ganz praktisch kann das so aussehen:

- regelmäßige kleine Pausen im Alltag, bevor der Stress sich aufstaut
- sanfte, gleichmäßige Bewegung statt intensiver Trainingsreize
- feste Schlaf- und Aufstehzeiten, um dem Körper Rhythmus zu geben
- ruhige Atemübungen, Erdung und kleine Rituale, die täglich Entspannung signalisieren

Oft sind es genau diese leisen, unspektakulären Schritte, die dem Histamin-System langfristig am meisten Stabilität geben. Je ruhiger die Nerven, desto gelassener die Mastzellen und desto weniger Histamin-Chaos herrscht vor. Du kannst den Abfluss reparieren, solange aber Stress ständig Neues reinschiebt, kommst du nicht voran.

Die gute Nachricht ist, dass Nerven lernen. Mit Routine, Geborgenheit und Wiederholung schaltet das Nervensystem um. Nervenregulation ist kein Nice-to-have, sondern der Schlüssel, damit Histamin überhaupt runterkommt. Erst wenn Darm, Hormone, Stoffwechsel und Nerven zusammenarbeiten, bricht der Kreislauf.

Tipps für schnelle Hilfe und langfristige Stabilisierung

Schnelle Hilfe im Histamin-Akutfall

Histamin-Probleme entstehen nicht nur durch zu viel Histamin, sondern vor allem durch instabile Mastzellen, Entzündungen und einen gestörten Abbau. Quercetin, Vitamin C und Rutin setzen genau hier an.

- **Quercetin** stabilisiert Mastzellen und hemmt die unkontrollierte Freisetzung von Histamin. Es wirkt entzündungshemmend und reduziert oxidativen Stress – wichtige Voraussetzungen, damit Mastzellen sich überhaupt beruhigen können.
- **Vitamin C** fördert den Abbau von Histamin, verbessert die DAO-Aktivität im Darm und bremst gleichzeitig die Histaminfreisetzung aus Mastzellen. Bei Histamin-Problemen sollte Vitamin C immer in gepufferter Form eingenommen werden, da reine Ascorbinsäure die Schleimhäute reizen und Histaminreaktionen verstärken kann.
- **Rutin** stabilisiert Gefäße und Mastzellen, wirkt antioxidativ und unterstützt Quercetin in seiner Wirkung. Es hilft besonders bei histaminbedingtem Flush, Kopfschmerzen und Gefäßreaktionen.

Gemeinsam senken diese Stoffe Histamin und helfen dem Körper, wieder selbst ins Gleichgewicht zu kommen.

Tipp für eine langfristige Stabilisierung

Die folgenden drei Stoffe wirken primär als Mastzellstabilisatoren. Sie senken nicht direkt vorhandenes Histamin, sondern reduzieren, wie viel neu ausgeschüttet wird. Du kannst dir beispielsweise aus ihnen einen Tee zusammenstellen.

- **Tulsikraut (Heiliges Basilikum)** enthält Flavonoide (u. a. Orientin, Vicenin), die Mastzellen stabilisieren – also verhindern, dass diese überhaupt erst Histamin ausschütten.
- **Melissenblätter** enthalten Rosmarinsäure, die die Histaminfreisetzung aus Mastzellen hemmt und zusätzlich eine entzündungshemmende Wirkung hat. Außerdem hat sie eine leichte Schutzwirkung für DAO.
- **Grüner Rooibos** ist reich an Aspalathin und Nothofagin – beides Antioxidantien, die Mastzellen stabilisieren und die Histaminausschüttung reduzieren. Grüner Rooibos wirkt stärker als der fermentierte rote, weil die Inhaltsstoffe beim Fermentieren teilweise abgebaut werden.

Eine Histamin-Abbaustörung zu regulieren ist kein kurzfristiges Projekt. Wichtig sind daher realistische Erwartungen und Geduld. Je nach Dauer und Ausprägung der Beschwerden sind ein bis mehrere Jahre realistisch, bis sich das System nachhaltig stabilisiert hat. Dann ist bei vielen Menschen eine deutliche Verbesserung der Lebensqualität möglich, oft auch mit einer spürbaren Entspannung im Umgang mit Lebensmitteln. Die HPU-Therapie nach der LEBEN-Methode ist die Grundlage dafür.

KAPITEL 14

Die instabile Halswirbelsäule

Die Halswirbelsäule (HWS) ist für viele HPU-Betroffene ein zentraler Schwachpunkt. Beschwerden wie Schwindel, Kopfdruck, Migräne, innere Unruhe oder ständige Überreizung entstehen hier besonders leicht, weil dieser Bereich eng mit dem Nervensystem, dem Hormonsystem und der Stabilität des gesamten Körpers verbunden ist. Viele spüren zwar, dass „etwas mit dem Nacken nicht stimmt", wissen aber nicht, warum die HWS gerade bei HPU so empfindlich reagiert und welches Training wirklich hilft.

Um diese Zusammenhänge verständlich zu machen, habe ich mit Körper- und Bewegungscoach Kolja Fark gesprochen. Er arbeitet seit vielen Jahren mit HPU-Betroffenen und erklärt in diesem Interview, warum die Halswirbelsäule so anfällig ist, weshalb herkömmliches Training oft nicht funktioniert und welche Rolle die Brustwirbelsäule und die gesamte Körpermechanik dabei spielen. Zudem zeigt er, wie HPUler mit einfachen, präzisen Übungen wieder Stabilität und Sicherheit im Körper aufbauen können.

Interview mit Körper- und Bewegungscoach Kolja Fark zur instabilen Halswirbelsäule

Kolja, warum haben HPUler so häufig Probleme mit der Halswirbelsäule?

Die Halswirbelsäule ist ein besonders sensibler Bereich, über den alle zentralen Informationen zwischen Gehirn und Körper laufen. Ist sie instabil, kommt es schneller zu Überreizung, Unsicherheit im Nervensystem und einem dauerhaften Schutzmodus. Genau das nehmen HPU-Betroffene deutlich intensiver wahr, da ihr Stoffwechsel und ihr Nervensystem ohnehin schneller auf Stress reagieren.

Hinzu kommt, dass sich im oberen Bereich der Halswirbelsäule viele Mastzellen befinden. Bei Instabilität können sie leichter Histamin ausschütten und Beschwerden wie Kopfdruck, Schwindel, Migräne oder Erschöpfung verstärken. Auch nitrosativer Stress kann zunehmen und den Stoffwechsel zusätzlich belasten. Deshalb profitieren HPU-Betroffene sehr stark davon, wenn die tiefen Nackenmuskeln kontrolliert, sanft und präzise trainiert werden.

Warum sind dabei herkömmliche Trainingsansätze für HPUler oft problematisch?

Viele HPUler haben sehr sensible Körper, reagieren schnell auf Überlastung und können muskuläre Spannungen schlechter kompensieren. Herkömmliches Geräte- und Krafttraining, aber auch klassisches Dehnen oder Yoga, sind häufig zu grob angelegt und sprechen vor allem die oberflächliche Muskulatur sowie große Muskelketten an.

Die tiefen stabilisierenden Strukturen bleiben dabei unterfordert und verlieren weiter an Funktion. Deshalb braucht es ein sehr genaues, langsames und gezieltes Training. Präzise Aktivierung statt großer Übungen, Qualität statt Intensität. Das schafft Sicherheit im Nervensystem und ermöglicht HPU-Betroffenen überhaupt erst wieder einen Zugang zu ihren natürlichen Bewegungsmöglichkeiten.

Warum ist die Brustwirbelsäule bei einer instabilen HWS so wichtig und welche Rolle spielt die Mechanik des Körpers für HPUler?

Eine unbewegliche Brustwirbelsäule zwingt die Halswirbelsäule dauerhaft, zu kompensieren. Viele HPU-Betroffene haben gleichzeitig eine instabile Lenden- und Halswirbelsäule. Deshalb beginnen wir bewusst in der Mitte des Körpers. Wir optimieren die Atmung, positionieren das Zwerchfell sinnvoll und stellen die Beweglichkeit der Brustwirbelsäule wieder her. Wird die Brustwirbelsäule beweglicher, verteilt sich Belastung besser. So kann sich der Nacken entspannen und stabiler werden.

Die Brustwirbelsäule ist zudem ein zentraler Bestandteil der Mechanik des Körpers (Biomechanik), also der Art und Weise, wie Bewegung,

Haltung und Kraftübertragung organisiert sind. Sie beeinflusst Atmung, Aufrichtung und das Gehen unmittelbar. Nur wenn diese grundlegenden Fähigkeiten sauber zusammenspielen, kann der Körper Kräfte effizient weiterleiten, Spannung sinnvoll regulieren und stabil arbeiten. HPUler spüren Abweichungen von dieser natürlichen Mechanik besonders schnell, weshalb ein präzises, körpergerechtes Training für sie essenziell ist.

Dazu gehören die gezielte Kräftigung der tiefen stabilisierenden Strukturen, die Wiederherstellung der Rotationsfähigkeit der Gelenke sowie die segmentierte Beweglichkeit der Wirbelsäule. Erst wenn diese Ebenen zusammenwirken, entsteht das Fundament, auf dem sich HPU-Betroffene wieder sicher, stabil und schmerzfrei bewegen können.

Kannst du uns als Ausblick ein einfaches Übungsbeispiel geben und wo finden Interessierte weitere Infos?

Ja. Als einfacher, ritualisierter Start morgens vor dem Aufstehen kann man in Rückenlage das Kinn leicht zur Brust nehmen und den Hinterkopf sanft für fünf Wiederholungen à fünf Sekunden ins Kissen drücken. Diese isometrische Übung aktiviert schonend die tiefen Halsflexoren und unterstützt die Stabilisierung der Halswirbelsäule.

Wer die Stabilität der HWS gezielt aufbauen und gleichzeitig den ganzen Körper sinnvoll kräftigen möchte, findet auf meiner Homepage weitere Informationen zu Übungen und meinem Programm.

Kolja, danke dir für das Interview!

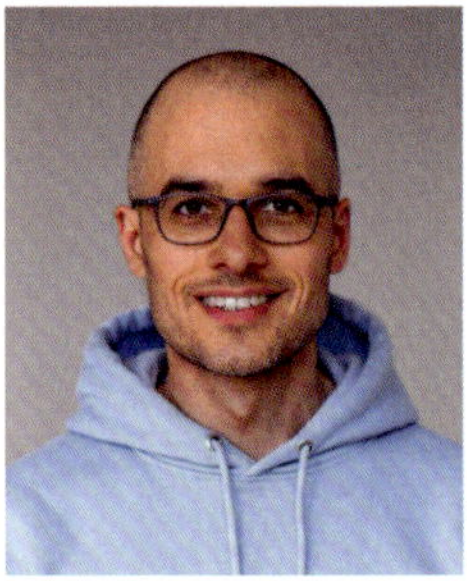

© privat

Kolja Fark ist Körper- und Bewegungscoach mit Spezialisierung auf menschliche Biomechanik und die Arbeit mit sensiblen Körpern. Aus der Auseinandersetzung mit eigenen körperlichen Beschwerden begann er, verschiedene Methoden zu erforschen, zu kombinieren und weiterzuentwickeln. Heute unterstützt er Menschen mit HPU, Hypermobilität und strukturellen Problemen dabei, ihren Körper sicher, stabil und nachhaltig aufzubauen.

Mehr unter: *www.koljafark.com*

TEIL IV

Wie es weitergeht: Dein Leben mit HPU

KAPITEL 15

Deinen eigenen Weg mit HPU gestalten

Dieses Buch sollte dir einen strukturierten Überblick darüber geben, was hinter HPU und den häufig damit verknüpften Beschwerden stehen kann – biochemisch, hormonell, neurologisch und im Alltag. Ziel war es, die verschiedenen Puzzleteile so zu ordnen, dass du Zusammenhänge erkennst und deine Symptome besser einordnen kannst.

Du hast inzwischen erkannt, dass deine Symptome fast nie nur eine einzige Ursache haben. Es ist eher wie ein Mobile – Stoffwechsel, Darm, Leber, Hormone, Nervensystem und alte Belastungen hängen miteinander zusammen. Bewegt sich ein Teil, reagieren die anderen mit. Genau deshalb gibt es auch nicht die eine Maßnahme, die plötzlich alles „repariert". Es geht um einen Weg – erst verstehen, dann sortieren, Prioritäten setzen und schließlich Schritt für Schritt ins Tun kommen.

Wichtig ist dabei, dass aus Wissen auch Handlung wird, aber in einem Tempo, das zu dir passt. Dein Körper hat seine eigene Belastungsgrenze. Kleine, stabile Veränderungen in deiner Ernährung, deinem Tagesrhythmus, im Umgang mit Stress und in der Mikronährstoffversorgung wirken oft nachhaltiger als radikale Programme, die kurzfristig viel versprechen und dich am Ende überfordern.

Ganz wichtig: Rückschritte gehören dazu. Sie bedeuten nicht, dass du versagt hast. Sie sind eher ein Signal deines Körpers, dass etwas zu viel war oder anders angepasst werden darf. Heilung verläuft nicht linear, sondern in Wellen.

Wenn du merkst, dass du allein nicht weiterkommst oder immer wieder an dieselben Grenzen stößt, ist es kein Zeichen von Schwäche, dir Unterstützung zu holen. Medizinische oder therapeutische Begleitung kann dir helfen, Last abzugeben und den nächsten Schritt sicherer zu gehen, statt alles allein tragen zu müssen.

Nimm dieses Buch deshalb weniger als Abschluss, sondern als Arbeitsgrundlage. Als Referenz, zu der du zurückkehren kannst, wenn neue Fragen auftauchen oder sich deine Lebenssituation verändert. Du musst nicht alles gleichzeitig umsetzen. Entscheidend ist, dass du deinen eigenen roten Faden findest und dir erlaubst, diesen Weg in deinem Tempo zu gehen.

Du möchtest mit anderen HPU-Betroffenen in Austausch treten, Fragen stellen und aktuelle Informationen erhalten? Besuche unsere kostenlose Facebook-Gruppe ›HPU and You‹ unter *www.facebook.com/groups/hpuandyou* – dort findest du eine aktive Community, regelmäßige Updates und Unterstützung.

Im Folgenden möchte ich dir noch ein paar Tipps mit auf den Weg geben, wie du deinem privaten und beruflichen Umfeld deine HPU erklären kannst, damit sie deine Situation besser verstehen und einordnen können, und die dir helfen, für dich wichtige Grenzen zu setzen.

HPU in drei Sätzen erklären

Manchmal braucht es eine extrem kurze, alltagstaugliche Erklärung für Partner, Familie oder Arbeitgeber. Diese Sätze kannst du wörtlich benutzen oder an deine Situation anpassen.

Variante für Partner und Familie

- „HPU ist eine Stoffwechselstörung, bei der mein Körper wichtige Bausteine wie Vitamin B6 und Zink viel schneller verbraucht als bei anderen."
- „Energie, Hormone, Nerven und Entgiftung laufen bei mir ständig auf Reserve – ich bin oft erschöpft und überreizt, auch wenn alle Standard-Untersuchungen unauffällig sind."
- „Mit der passenden Therapie kann sich das deutlich bessern, aber ich muss im Moment noch meinen Alltag anders einteilen und besser auf meine Grenzen achten als andere."

Variante für Arbeitgeber/Kollegen

„HPU ist eine biochemische Stoffwechselstörung, die meinen Energiehaushalt, Stressabbau und die Reizverarbeitung erschwert, obwohl meine Routine-Laborwerte meist ‚normal' aussehen."

„Phasen mit hoher Belastung oder mit vielen Reizen führen bei mir schneller zu Erschöpfung und Konzentrationsproblemen, wenn ich keine Pausen oder Anpassungen habe."

„Mit klaren Strukturen, planbaren Erholungsphasen und etwas Flexibilität kann ich trotzdem zuverlässig und dauerhaft leistungsfähig arbeiten."

Typische Sätze des Umfelds – und innere Übersetzung

Viele Betroffene erleben nicht nur körperliche Symptome, sondern auch Unverständnis und Abwertung. Das verletzt – und triggert häufig alte Erfahrungen von „Da ist doch nichts" und „Stell dich nicht so an".

Häufige verletzende Aussagen und was sie *eigentlich* bedeuten können:

- „Stell dich nicht so an." → „Ich verstehe nicht, was da passiert, und bin überfordert, also rede ich es klein."
- „Die Werte sind doch alle normal." → „Ich kenne nur Standard-Medizin und habe keine Erfahrung mit funktionellen Störungen wie HPU."
- „Das ist doch alles psychisch." → „Ich sehe deine Not, aber mir fehlt das Wissen über deinen Stoffwechsel – also erkläre ich es mir über die Psyche."

Diese innere Übersetzung ersetzt keine klare Grenze, aber sie hilft, Angriffe etwas weniger persönlich zu nehmen. Die meisten meinen es nicht böse, sie sind vielmehr hilflos und Hilflosigkeit führt bei vielen Menschen schnell zu Abwehr.

Wie du reagieren kannst – kurze Antwortbausteine

Du musst niemanden überzeugen, aber du darfst für dich klar werden. Diese Sätze kannst du üben, bis sie sich sicher anfühlen.

Auf „Stell dich nicht so an“:

- „Für dich sieht es vielleicht so aus – für meinen Körper ist es gerade eine echte Belastungsgrenze.“
- „Mir hilft es nicht, wenn du es kleinredest. Hilfreich wäre, wenn du mir glaubst, dass ich meine Grenze spüre.“

Auf „Die Werte sind doch alle normal“:

- „Standard-Laborwerte zeigen nur einen Teil. Bei HPU geht es um funktionelle Störungen, darum arbeite ich mit erweiterten Werten und Therapie.“
- „Normalbereiche im Labor bedeuten nicht automatisch, dass mein Körper gut versorgt ist oder sich stabil anfühlt.“

Auf „Das ist doch alles psychisch“:

- „Meine Psyche reagiert natürlich auf den Stress im Körper, aber die Grundlage ist eine messbare Stoffwechsellage.“
- „Es hilft mir, wenn du anerkennst, dass sowohl Körper als auch Psyche beteiligt sind, nicht nur eins von beidem.“

Wenn dir Worte fehlen, kannst du auch sagen: „Das Thema ist mir wichtig, ich kann es aber gerade nicht diskutieren. Lass uns später darüber sprechen oder lass es einfach so stehen.“

Grenzen setzen – wann „Nein" wichtig ist

Grenzen schützen dein im Moment eventuell noch enges Erregungstoleranzfenster. Ohne sie kippt dein Nervensystem schneller in Überlastung. Deshalb sind gesunde Grenzen gerade zu Beginn der HPU-Therapie so wichtig.

Konkrete Grenzen im Alltag:

- Zeitgrenzen: „Ich komme gerne, aber nur für zwei Stunden, danach brauche ich Ruhe."
- Aufgaben-Grenzen: „Ich kann heute nicht noch etwas zusätzlich übernehmen. Wenn ich das tue, zahle ich die nächsten Tage dafür."
- Reiz-Grenzen: „Große Runden / Feiern schaffe ich gerade nicht, aber ein ruhiger Spaziergang oder ein Treffen zu zweit ist möglich."

Du darfst körperliche Grenzen *ernst* nehmen, auch wenn andere sie nicht verstehen. Du musst dich nicht rechtfertigen, warum du müde bist, warum du früher gehst oder warum du etwas absagst. „Nein" ist ein vollständiger Satz.

Kleine Übungen für mehr Klarheit und Schutz

Grenzen setzen ist für viele HPU-Betroffene besonders schwer, weil sie oft sehr empathisch sind, hohe Ansprüche an sich selbst haben und viel Verantwortung übernehmen.

Die 2-Fragen-Pause (vor jeder Zusage)

Stell dir vor jeder neuen Verpflichtung kurz zwei Fragen:

- Habe ich an diesem Tag genug Pausen, wenn ich „Ja" sage?
- Würde ich einer Freundin in meinem Zustand raten, das zu machen?

Wenn bei einer dieser Fragen ein klares „Nein" kommt, ist es ein guter Moment, auch nach außen „Nein" oder „Nur in kleinerer Form" zu sagen.

Dein 1-Satz-Schutz

Formuliere für dich einen Satz, den du in schwierigen Situationen innerlich wiederholst, zum Beispiel:

- „Ich darf meine Gesundheit wichtiger nehmen als die Erwartungen anderer."
- „Ich muss mich nicht beweisen; mein Körper hat Priorität."

Diesen Satz kannst du still denken, wenn jemand dich drängt, zweifelt oder dich kleinredet.

Ein Wort an dein Umfeld

Viele HPU-Betroffene fühlen sich über Jahre „unsichtbar krank". Sie funktionieren nach außen, während innen alles kämpft. Wenn du als Partner, Familienmitglied oder Arbeitgeber das liest, ist die wichtigste Frage nicht: „Ist das wissenschaftlich perfekt abgesichert?", sondern: „Was braucht dieser Mensch, um seinen Alltag tragfähig zu gestalten?"

Schon Kleinigkeiten helfen:

- zuhören, ohne sofort zu bewerten oder zu therapieren
- glauben, was berichtet wird, auch wenn alle Standard-Befunde „unauffällig" sind
- gemeinsam nach Lösungen suchen, statt zu fragen, „ob das wirklich sein muss"

HPU ist eine Stoffwechsellage, mit der Betroffene erstaunlich viel leisten können, wenn sie ernst genommen und unterstützt werden.

Was du wissen musst:

- HPU ist keine einfache „Ja/Nein-Diagnose“, sondern eine multifaktorielle Stoffwechsellage, die sich im Laufe des Lebens verändern kann.
- Genetik, Stress, Umweltbelastungen, Hormone und Lebensereignisse greifen ineinander und bestimmen, wie stark du Symptome spürst.
- Verschiedene Lebensphasen – zum Beispiel Pubertät, Kinderwunsch, Schwangerschaft, Wechseljahre – stellen den HPU-Stoffwechsel vor eigene Herausforderungen.
- Langfristige Stabilität entsteht, wenn du klare Ziele für dein Befinden, deine Symptome und deinen Alltag hast – und nicht allein dadurch, dass Laborwerte gut aussehen.
- Mit der Zeit kannst du lernen, dein Leben so zu gestalten, dass deine HPU zwar mit am Tisch sitzt, aber nicht mehr auf dem Chefsessel.

Ich schreibe dieses Buch neun Jahre nach meiner HPU-Diagnose. Alle meine Symptome sind durch die LEBEN-Methode verschwunden. Ich stehe kraftvoll im Leben, manage gemeinsam mit meinem Mann zwei Unternehmen und unsere Familie mit zwei Kindern, einem Pferd und einem Hund. Ich kann wieder planen, gestalten und mein Leben genießen. Und genau das wird für dich auch (wieder) möglich sein.

TEIL V

Erfahrungsberichte von HPUlern

In diesem Teil kommen Menschen mit HPU zu Wort, die in meinen Programmen waren. Ihre Erfahrungen zeigen, wie unterschiedlich sich diese Stoffwechselbesonderheit im Alltag ausprägen kann. Von kaum greifbarer Erschöpfung bis hin zu komplexen Beschwerden, die oft über Jahre keiner Ursache zugeordnet wurden.

Die folgenden Berichte sind keine „Einzelfälle", sondern typische Verläufe, wie sie in der Praxis immer wieder zu sehen sind. Sie machen sichtbar, welche Wege Betroffene gegangen sind, welche Irrtümer, Entlastungen und Lernschritte damit verbunden waren und an welchen Punkten sich Muster wiederholen.

Ziel dieser Sammlung ist nicht, Angst zu machen oder einfache Lösungen zu versprechen, sondern Zusammenhänge verständlich zu machen. Die Erfahrungsberichte sollen dir helfen, deine eigenen Symptome besser einzuordnen, dich wiederzufinden und eine realistische Vorstellung davon zu bekommen, was sich unter guter Begleitung verändern kann, und in welchem Tempo.

Interviews mit HPUlern

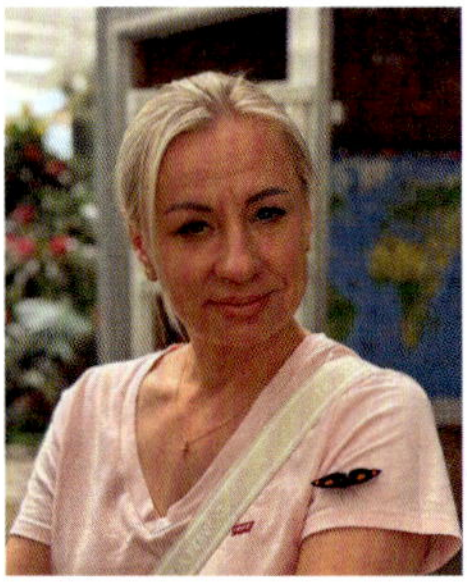

© privat

Swetlana Weiker (38), Waldbröl

Wie hast du dich körperlich und mental gefühlt, bevor du mit der HPU-Therapie begonnen hast?

Ich litt unter einer Panikstörung, aus der sich eine schwere Depression mit suizidalen Gedanken entwickelte. Insgesamt hatte ich 56 Symptome. Körperlich wie seelisch befand ich mich an der Grenze meiner Belastbarkeit. Damals hatte ich ernsthafte Zweifel, ob ich diese Zeit überstehen würde.

Welche Bereiche deines Lebens waren besonders eingeschränkt?

In der akuten Phase war ich kaum noch zu etwas fähig. Meine Tage bestanden fast nur darin, im Bett zu liegen. Dinge, die früher selbstverständlich waren, waren für mich kaum mehr möglich. Diese Zeit war geprägt von dem Gefühl, die Kontrolle über mein Leben verloren zu haben.

Welche Umwege oder Fehldiagnosen gab es auf deinem Weg zur HPU-Diagnose?

Leider waren die Ärzte keine Hilfe. Vom Hausarzt über Kardiologen, Gastroenterologen, Gefäßchirurgen, Lungenfacharzt, Orthopäden usw. war es immer dasselbe: „Alles in Ordnung, es ist die Psyche.“ Leider brachte auch die Psychotherapie keinen Erfolg, außer der Überzeugung, dass meine Beschwerden nicht von der Psyche kommen, sondern eine organische Ursache haben. Aber auch damit habe ich bei Ärzten kein Gehör gefunden. Ich kann mich noch erinnern, wie meine Hausärztin mich anschaute und meinte: „Frau Weiker, glauben Sie mir, es IST die Psyche!“

Welche ersten Schritte hast du unternommen, nachdem du von deiner Diagnose erfahren hast?

Ich habe bereits vor der HPU-Diagnose verstanden, dass meine Beschwerden durch bestimmte Nährstoffmängel entstanden waren. Vieles war mir jedoch nicht klar, und ich begann, Nahrungsergänzungsmittel einzunehmen. Dadurch ging es mir bereits nach wenigen Wochen deutlich besser. Doch viele meiner Symptome ergaben weiterhin keinen Sinn. Zufällig stieß ich auf das Thema HPU und Sonja Schmitzer (HPU&You). Nach zwei stark positiven Pyrrolurie-Tests und einem sehr schlechten B6-Blutwert kaufte ich ihr Buch und arbeitete Schritt für Schritt das Programm aus Entgiftung, Darmaufbau und gezielter Substitution durch.

Welche Veränderungen im Alltag haben dir besonders gutgetan?

Zuallererst war es erleichternd, endlich eine Diagnose zu bekommen. Das bestätigte mein Gefühl, doch nicht „verrückt" zu sein. Die ersten spürbaren Erfolge, die Energie, die allmählich wieder zurückkehrte, und die nachlassenden Symptome, das alles war einfach unglaublich!

Gab es Aha-Momente im Alltag, die für dich alles verändert haben?

Ich habe mich intensiv mit Blutwerten, dem Unterschied zwischen Blutserum und einer Vollblutanalyse sowie den entsprechenden Referenzwerten beschäftigt, dabei hatte ich wohl meinen größten Aha-Moment.

Gab es Momente, in denen du alles infrage gestellt hast – und was hat dich wieder zurückgebracht?

Während der HPU-Therapie hatte ich das Gefühl, auf dem richtigen Weg zu sein und habe durch die Erfolge nichts infrage gestellt.

Welche Verbesserungen spürst du heute deutlich? Was hat sich in deinem Alltag durch die Therapie am stärksten verändert?

Ich habe mein Leben wieder zurück! Endlich kann ich all meine alltäglichen Aufgaben wieder ohne Probleme erledigen.

Welche Erfahrungen möchtest du anderen HPU-Betroffenen unbedingt mitgeben?

Heilung verläuft manchmal langsamer, als man es sich wünscht, aber sie ist absolut möglich. Eine HPU kann man mit der richtigen Herangehensweise sehr gut in den Griff bekommen. Ich habe selbst erlebt, dass ein normales, erfülltes Leben wieder erreichbar ist.

Fotini Konstantinou (34), Berlin

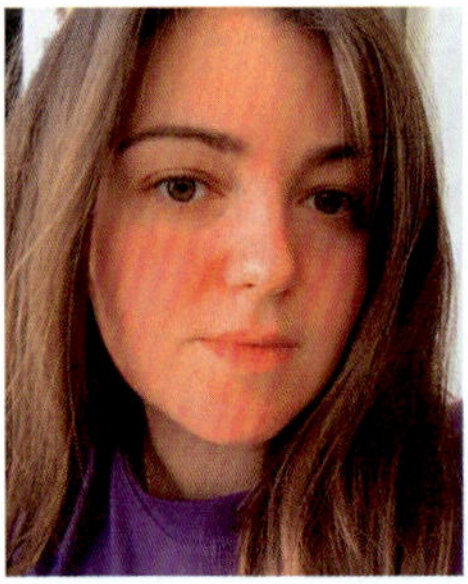

© privat

Wie hast du dich körperlich und mental gefühlt, bevor du mit der HPU-Therapie begonnen hast?

Bevor ich mit der HPU-Therapie begonnen habe, war ich sehr erschöpft. Ich hatte dauerhafte körperliche sowie mentale HPU-Symptome, dazu gehörten vor allem Schwindel und Migräne mit Sehausfällen. Der ganze Muskelapparat tat mir weh. Mental zu kämpfen hatte ich täglich mit Ängsten und Panik, war dazu oft traurig und depressiv. Diese Symptome waren dauerhaft, ich konnte an einer Hand abzählen, wann ich im Monat mal einen guten Tag hatte. Ich war ständig müde und erschöpft, konnte dadurch nicht mehr arbeiten, Auto fahren, reisen und mich mit Familie oder Freunden treffen. Ich dachte, ich würde damit leben müssen.

Welche Bereiche deines Lebens waren besonders eingeschränkt?

Besonders eingeschränkt war der private und berufliche Bereich meines Lebens. Ich war wegen der Symptome im Krankengeld und konnte dadurch meinen neuen Berufswunsch nicht verwirklichen. Finanziell war es auch schwer, durch die hohen Kosten, die ich für Therapien bei verschiedenen Heilpraktikern bezahlen musste, um eine Besserung zu erzielen. Leider vergebens! Die Situation bestimmte auch meinen privaten Bereich, vor allem meine Familie machte sich Sorgen. Die HPU kontrollierte mein Leben und gleichzeitig ihres. Es war Dauerthema. Dadurch pausierte ich meine Wünsche in der Hoffnung eines Tages die richtige Therapie zu finden, um Besserung zu erlangen.

Welche Umwege oder Fehldiagnosen gab es auf deinem Weg zur HPU-Diagnose?

Die erste Fehldiagnose meines Hausarztes war, dass ich psychisch krank sei. Er wollte mich in eine psychiatrische Klinik einweisen. Das aber wollte ich nicht akzeptieren, deshalb wechselte ich den Hausarzt. Die zweite Diagnose war dann CMD-Kiefergelenksbeschwerden, Migräne und Schwindel. Dadurch hatte ich Zeit, im Krankengeld weiter zu forschen. Es folgten unzählige weitere. Durch eine Empfehlung bin ich zu einem Sportmediziner in Potsdam gekommen, denn meine stärksten Symptome waren Schwindel und Migräne durch Kiefer-Nacken-Fehlstellungen. Er brachte mich zu einer Kieferorthopädin in Berlin. Als ich auf ihrem Stuhl saß, meinte sie beim Abmessen meiner Kieferschiene: „Ich glaube, Sie haben HPU, Sie sollten ein Test machen!" Sie hatte es mir angesehen, weil sie selbst eine HPUlerin ist. Nach einem positiven HPU-Test habe ich ein Kombimittel bekommen. Mir ging es noch schlechter als zuvor. Ein Jahr verging ohne Besserung trotz mehreren Therapien bei Heilpraktikern für HPU, Darm und Hormone. Dann fand ich Sonja bei Instagram und wagte einen weiteren Versuch, startete die HPU-Therapie und Stück für Stück ging es mir besser. Das ist nun zwei Jahre her und mir geht es gut. Endlich habe ich die richtige Therapie gefunden und das weitere Forschen hat sich ausgezahlt. Ich bin angekommen!

Welche ersten Schritte hast du unternommen, nachdem du von deiner Diagnose erfahren hast?

Ich habe ein Kombimittel bekommen und sollte drei Kapseln täglich einnehmen, das war der erste Schritt, den ich umgesetzt habe. Empfohlen wurde mir auch eine basische Ernährung. Der nächste Schritt war eine Darmsanierung bei einem Heilpraktiker, um den Darm aufzubauen und die Leber zu entlasten. Fast ein Jahr lang habe ich das umgesetzt. Dauerhaft streichen musste ich Gluten, Fleisch und Fisch, Eier und Milchprodukte sowie Zucker und Konservierungsstoffe. Ich habe mich nicht mehr geschminkt und alles, was künstlich war aus meinem Umfeld entfernt. Mein Essen bestand nur aus Gemüse, Hülsenfrüchten, Kartoffeln und Obst. Irgendwann wog ich nur noch 56 Kilo und mir ging es immer noch schlecht.

Welche Veränderungen im Alltag haben dir besonders gutgetan?

Die Veränderung, die mir am meisten im Alltag gutgetan hat, war die richtige Ernährung und das Spazierengehen. Ich habe Meditation und Yoga in meinen Alltag eingebaut. Aber das Schwierigste und zugleich Wertvollste war zu lernen, Grenzen zu setzen. Diese Kombination aus Ernährung und leichter Bewegung sowie das Setzen meiner Grenzen hat mir am meisten gutgetan.

Gab es Aha-Momente im Alltag, die für dich alles verändert haben?

Der größte Aha-Moment, der alles verändert hat, war die Erkenntnis, dass egal wie gut ich mich ernähre und alles einhalte, sich meine Symptome wieder gravierend verschlechtern, wenn mein Nervensystem im extremen Stress ist. Natürlich fängt die Ernährung und die NEMs-Therapie einen Teil auf, aber wenn man im Dauerstress ist, zum Beispiel beruflich oder privat, dann wird es immer schwierig sein, die HPU in den Griff zu bekommen. Das Umfeld sollte so gestaltet werden, dass man Frieden im Herzen trägt und glücklich ist. Der zweite Aha-Moment war, dass ich mich gar nicht ein Leben lang vegetarisch ernähren muss. Ich dachte, das Leben mit der HPU bestünde jetzt aus Verzicht, aber dem ist nicht so. Umso mehr habe ich mich über das HPU-Kochbuch gefreut mit den leckeren und vielfältigen Rezepten.

Gab es Momente, in denen du alles infrage gestellt hast – und was hat dich wieder zurückgebracht?

Ja, es gab Momente, in denen ich alles infrage gestellt habe. Einer davon war der Anfang der HPU-Therapie. Er war so schwer für mich, weil ich viele Nahrungsergänzungsmittel einnehmen musste. Von einem Kombimittel, das ich dreimal täglich einnehmen musste, wurde es auf 30 Kapseln am Tag erhöht. Ich dachte, ich schaff es nicht. Es sah wie ein Riesenberg aus, den ich erklimmen musste. Aber ich hatte mir ein Zeitlimit gesetzt. Ich wusste, dass es Zeit braucht, den Stoffwechsel wieder richtig einzustellen. Was mich jedes Mal zurückgebracht hat, waren die Videos von Sonja auf Instagram. Jeden Tag kamen neue Informationen und neue Tipps, die man umsetzen konnte. Diese Präsenz war wie mein täglicher Coach, dadurch hatte ich den Fokus, durchzuhalten. Wenn es Tage gab, an denen ich keine Kraft hatte, habe ich dadurch Kraft geschöpft. Das Gefühl, dass man nicht allein ist und es vielen dank der HPU-Therapie wieder gut geht, das war die größte Motivation und Hoffnung zugleich.

Welche Verbesserungen spürst du heute deutlich? Was hat sich in deinem Alltag durch die Therapie am stärksten verändert?

Die stärkste Veränderung ist, dass ich nicht mehr erschöpft bin und wieder Energie habe, mein Leben zu leben. Ich arbeite wieder und konnte mir meinen Traumberuf als Kosmetikmeisterin erfüllen. Ich reise wieder und fahre Auto, treibe Sport und treffe mich mit Familie und Freunden. Vorher war ich jeden Tag so müde. Toll ist auch, dass die Erschöpfung weg ist. Das ist das schönste Geschenk überhaupt. Viele Symptome haben sich verbessert und ein paar sind sogar komplett verschwunden durch die HPU-Therapie. Eins davon ist Migräne und Schwindel. Heute spüre ich keine Angst mehr und habe kaum noch Panik. Die Verbesserung der HPU-Symptome erleichtert mir den Alltag, den ich früher kaum geschafft habe.

Welche Erfahrungen möchtest du anderen HPU-Betroffenen unbedingt mitgeben?

Ich möchte den anderen HPU-Betroffenen die Erfahrung mitgeben, dass sie die Ängste und die Hoffnungslosigkeit loslassen dürfen, denn es gibt die richtige HPU-Therapie, die wirklich jedem von uns helfen kann. Sie müssen Geduld mitbringen, aber es wird sich lohnen. Der Anfang wird schwer werden, aber danach bekommt man das größte Geschenk. Ein Leben ohne HPU-Symptome und voller Lebensfreude. Ich bin noch nicht perfekt eingestellt, aber was ich mitgeben kann ist, dass es sich lohnt dranzubleiben und für sein Leben und seine Gesundheit alles zu geben, denn wir alle verdienen ein Leben voller Glück und Freude. Nutzt die Chance der HPU-Therapie von Sonja. Wir haben nur ein Leben, aufgeben ist keine Option!

Danke Sonja, das größte Geschenk ist diese Therapie.

Nicole Jeitler (42), Berndorf/Österreich

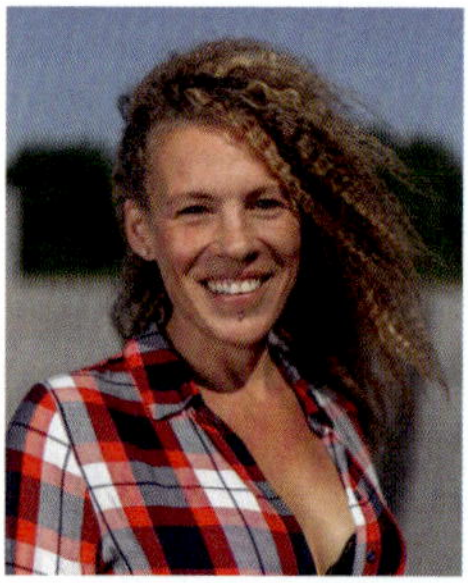

© privat

Wie hast du dich körperlich und mental gefühlt, bevor du mit der HPU-Therapie begonnen hast?

Seit ich mich erinnern kann, waren meine täglichen Begleiter Kopfschmerzen, Durchfall, Schmerzen in allen Muskeln, Schwindelanfälle, Brain Fog und extreme Müdigkeit. Letztes Jahr nach einem Infekt wurde es dann ganz schlimm. Ich konnte kaum noch aus dem Haus gehen, musste mich öfter am Tag hinlegen, weil ich so erschöpft war, hatte schlimme Schmerzen und Muskelzucken am ganzen Körper. Mental war es eine ständige Achterbahnfahrt, an die ich mich gewöhnt hatte. Anfang letzten Jahres kamen plötzlich Panikattacken und Depressionen hinzu. Ab da war ich gefangen in einer Spirale aus Panik, Wut, Hilflosigkeit und Schmerzen.

Welche Bereiche deines Lebens waren besonders eingeschränkt?

Eigentlich jeder erdenkliche Bereich. An ein normales soziales Leben war kaum mehr zu denken. Mein Körper war mit jeder Kleinigkeit überfordert und zeigte mir das mit voller Wucht. Auch im Bereich Partnerschaft war es eine schwierige Zeit. Wie soll ein Außenstehender damit umgehen, wenn ich ja nicht mal selbst wusste, was mit mir los war? Er hat aber immer zu mir gehalten und mir Mut gemacht, wofür ich ihm sehr dankbar bin.

Welche Umwege oder Fehldiagnosen gab es auf deinem Weg zur HPU-Diagnose?

Oh, da gab es so viele, die kann ich gar nicht alle aufzählen! Ich wurde von Arzt zu Arzt geschickt, zig Tests und Untersuchungen folgten über die Jahre, immer mit der gleichen Antwort: „Ihnen fehlt nichts, vielleicht sollten Sie zu einem Psychologen gehen?!"

Welche ersten Schritte hast du unternommen, nachdem du von deiner Diagnose erfahren hast?

Erst mal habe ich geweint vor Erleichterung! Endlich ergab alles einen Sinn! Danach habe ich alles gelesen, was ich über das Thema finden konnte. Viele Videos von Sonja angeschaut und Blutbefunde machen lassen.

Welche Veränderungen im Alltag haben dir besonders gutgetan?

Fasten (obwohl bei HPU eigentlich davon abgeraten wird), danach Ernährungsumstellung: Kein Getreide, kein Zucker, keine Milchprodukte und kein Koffein. Auf meinen Körper zu hören und ihm die Ruhe und Zeit zu geben, die er braucht. Wenn bestimmte Dinge momentan nicht gehen, dann ist das eben so. Das war zwar nicht einfach für mich, denn ich hatte dadurch oft das Gefühl zu versagen, aber im Endeffekt hat es enorm geholfen, den Druck aus allem rauszunehmen.

Gab es Aha-Momente, die für dich alles verändert haben?

Hm … ich denke der wichtigste Moment war der, als ich endlich wusste, was mit mir los ist. Die Erkenntnis darüber, dass ich nicht krank bin, sondern dass meinem Körper nur einiges fehlt, um richtig funktionieren zu können, hat mir eine enorme Erleichterung verschafft.

Gab es Momente, in denen du alles infrage gestellt hast – und was hat dich wieder zurückgebracht?

Ja. Zu Beginn habe ich gleich mit allen Supplementen gestartet, auch volle Dröhnung B6 und B-Komplex. Ich wollte so schnell wie möglich „gesund" werden. Ein großer Fehler, vor dem ich jeden nur warnen kann. Alle Symptome waren plötzlich noch schlimmer als zuvor. Ich war körperlich und psychisch am Ende. Sonjas Videos haben mich in die Realität zurückgeholt und ich habe lange gebraucht, um zu verstehen, dass es nur mit Geduld funktionieren wird.

Welche Verbesserungen spürst du heute deutlich? Was hat sich in deinem Alltag durch die Therapie am stärksten verändert?

Ich habe viel weniger Schmerzen und viel mehr Energie, aber endlich wieder einen klaren Kopf zu haben ist wohl die beste Veränderung, die ich erleben durfte. Ich wusste gar nicht mehr, wie es ist, klar denken zu können. All die Jahre zog mein Leben an mir vorbei, als wäre es ein Film, an dem ich nicht teilnahm. Schmerzen auszuhalten habe ich über die Jahre gelernt, aber nicht mehr Herr über seine eigenen Sinne zu sein, das war echt das Allerschlimmste.

Welche Erfahrungen möchtest du anderen HPU-Betroffenen unbedingt mitgeben?

Seid lieb zu euch und habt Geduld! Ich bin wahrscheinlich der ungeduldigste Mensch, den es gibt, aber ich musste lernen, dass es in Bezug auf HPU keine Abkürzungen gibt. Auch ich bin noch nicht bei 100 Prozent, aber das Leben ist wieder lebenswert! Also lasst nicht zu, dass euch jemand von eurem Weg abbringt. Habt Vertrauen in euren Körper, ihr könnt das schaffen!

Sabine Taschler (46), Pustertal/Südtirol

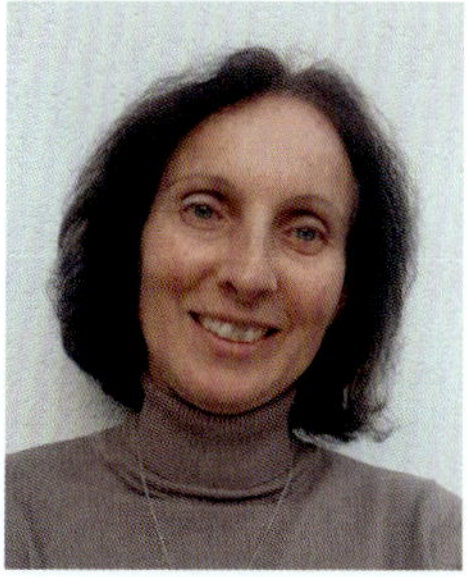
© privat

Wie hast du dich körperlich und mental gefühlt, bevor du mit der HPU-Therapie begonnen hast?

Ich habe mich in dieser Zeit sehr schlecht gefühlt, war kurz vor dem Burn-out. Ich hatte häufig Migräneattacken, die mich in meinem Alltag stark eingeschränkt haben und war mit Beruf, Familie und Haushalt überfordert. Darüber hinaus hatte ich Infekte, Muskelschmerzen, Haarausfall, trockene Haut, Verdauungsprobleme und Allergien. Besonders schlimm war für mich, dass ich nachts nicht schlafen konnte und Panikattacken hatte. Ich habe in dieser Zeit viel geweint, wurde zunehmend deprimierter und hatte Schuldgefühle, weil ich für meine Familie nicht so da sein konnte, wie es von den anderen erwartet wurde.

Welche Bereiche deines Lebens waren besonders eingeschränkt?

Es war der gewöhnliche Arbeitsalltag. Mein Nervensystem war ständig am Anschlag und reagierte auf die kleinsten äußeren Reize wie Menschenansammlungen, laute Musik, Herumtoben der Kinder, grelles Licht … viele Kleinigkeiten und banale Dinge brachten mich schon auf die Palme. Ich war mit meinem Beruf als Lehrerin und mit meinen Kindern als Mama vielfach überfordert. Auch die Beziehung zu meinem Mann war kurz vor dem Aus.

Welche Umwege oder Fehldiagnosen gab es auf deinem Weg zur HPU-Diagnose?

Medizinisch wurde vieles abgeklärt … irgendwann hieß es, ich sollte eine Migräneprophylaxe mit Antidepressiva und eine therapeutische Begleitung starten, um mein Leben wieder in den Griff zu bekommen. Ich war in einer Sackgasse, weil mein familiäres Umfeld und meine Hausärztin wenig Verständnis für meine Hochsensibilität sowie für mein Befinden hatten.

Welche ersten Schritte hast du unternommen, nachdem du von deiner Diagnose erfahren hast?

Anfangs habe ich mich eingelesen, doch die HPU war mir viel zu komplex und in meinem Kopf waren tausend Fragezeichen. Als dann mein Mann und meine beiden Kinder dieselbe Diagnose erhielten, habe ich bei Sonja Schmitzer das HPU-Startprogramm gemacht. Zu dieser Zeit hatte ich noch nicht die Kraft dazu, eigenverantwortlich meine Gesundheit in die Hand zu nehmen. Sonja war an meiner Seite und vor allem in der Anfangszeit eine große Stütze.

Welche Veränderungen im Alltag haben dir besonders gutgetan?

Gesundheit beginnt im Kopf. Durch Yoga habe ich mehr Achtsamkeit und die Verbindung zu meinen Gefühlen und Körperbewusstsein gelernt. Das war eine neue Erfahrung für mich, mittlerweile habe ich Yoga und kleine Pausen in meinen Alltag integriert und ich fühle mich „geerdeter“ und emotional stabiler. Zusätzlich haben der regelmäßige Schlaf, die moderate Bewegung und der bewusste Umgang mit Giftstoffen meinen Stoffwechsel unterstützt.

Gab es Aha-Momente, die für dich alles verändert haben?

Zu Beginn der HPU-Therapie hat mir die Ernährungsumstellung gutgetan, weil mein ganzes System einmal zur Ruhe kam. Ein weiteres Aha-Erlebnis war, als ich den positiven HLA-Gentest vom IMD Berlin in der Hand hielt und somit die Ursache für meine ständigen Migräneattacken herausgefunden hatte (eine Zöliakie).

Gab es Momente, in denen du alles infrage gestellt hast – und was hat dich wieder zurückgebracht?

Ja, die gab es zur Genüge … Der Austausch mit anderen HPU-Betroffenen und deren Erfolgsgeschichten haben mich bestärkt, weiterzumachen und meinen eigenen Weg zu gehen. Zu wissen, dass hinter meinen Symptomen mehr als nur Psyche steckte, nämlich eine biochemische Erklärung, wirkte entlastend auf mich.

Welche Verbesserungen spürst du heute deutlich? Was hat sich in deinem Alltag durch die Therapie am stärksten verändert?

Ich habe nach Jahren chronischer Erschöpfung mehr Energie, nicht nur für den Alltag, sondern auch für meine Hobbys und Sport. Morgens wache ich ausgeschlafen auf, bin innerlich ruhiger und reagiere weniger gereizt. Ich kann wieder klar denken, mich besser konzentrieren und mir Dinge leichter merken.

Die stärkste Veränderung im Alltag ist aber die Rückkehr der Lebensqualität und Leistungsfähigkeit. Es ist ein gutes Gefühl, den eigenen Körper und Geist wieder „zurückzuhaben" und ich bin dankbar, diesen Weg gefunden zu haben.

Welche Erfahrungen möchtest du anderen HPU-Betroffenen unbedingt mitgeben?

Heilung braucht Zeit, Geduld und Konsequenz!

Ich habe gelernt, mich eigenverantwortlich um meine Gesundheit zu kümmern. Die HPU-Therapie war eine Reise zu mir selbst und ich bin über mich hinausgewachsen. Es lohnt sich, dranzubleiben und die Therapie konsequent weiterzumachen, auch wenn Fortschritte sich nicht rasch zeigen oder wenn es manchmal auch Rückschläge gibt. Für mich war der Kontakt zu anderen Betroffenen stets motivierend und bereichernd.

Natascha Mühlenhoff (48), Rinteln

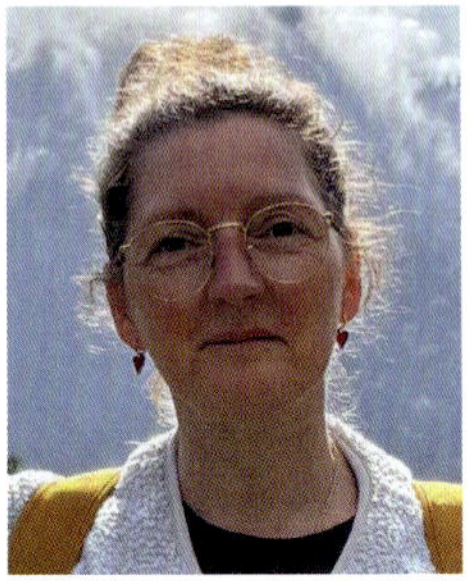
© privat

Wie hast du dich körperlich und mental gefühlt, bevor du mit der HPU-Therapie begonnen hast?

Seit meiner Kindheit hatte ich das Gefühl, etwas anders zu sein. Ich war immer sehr feinfühlig, empfindlich und hatte schon im Kindesalter mit Migräne zu tun. In der Jugend kamen dann aus heiterem Himmel Ängste dazu, die über die Jahre immer mehr geworden sind. Ich war schnell reizüberflutet, wenn zum Beispiel der Fernseher lief und noch jemand im Raum angefangen hat zu sprechen, dann war ich völlig überfordert.

Welche Bereiche deines Lebens waren besonders eingeschränkt?

Mein Familienleben: Ich konnte an sehr vielen Dingen nicht teilnehmen, entweder weil es mir nicht gut ging oder weil ich Angst davor hatte.

Mein Arbeitsleben: Ich war nicht mehr so belastbar. Außerdem haben das Gewusel, die Lautstärke und die Anforderungen bei meiner Arbeit im Kindergarten die Symptome extrem verschlimmert.

Welche Umwege oder Fehldiagnosen gab es auf deinem Weg zur HPU-Diagnose?

Oh, das waren viele – Migräne, PTBS, Depression, Fibromyalgie, MCAS, Reizdarm, Reizmagen, CFS, Histaminunverträglichkeit …

Welche ersten Schritte hast du unternommen, nachdem du von deiner Diagnose erfahren hast?

Ich habe mich bei Sonjas Kurs angemeldet. Das ist jetzt zweieinhalb Jahre her, dass ich mit der Therapie angefangen und mein ganzes Leben, mein Handeln und Denken auf den Kopf gestellt habe.

Welche Veränderungen im Alltag haben dir besonders gutgetan?

Ich kann da nicht eine spezielle Veränderung benennen, ich denke, es ist ein Zusammenspiel sehr vieler, kleiner Dinge, die dann alle gemeinsam diesen enormen Unterschied machen. Da wäre natürlich das Auffüllen der Nährstoffe, darauf zu achten den Körper nicht unnötig mit Toxinen zu belasten und, ganz wichtig für mich, das Nervensystem zu regulieren. Mir helfen dabei ätherische Öle sehr gut.

Gab es Aha-Momente, die für dich alles verändert haben?

Während ich auf mein Testergebnis gewartet habe, konnte ich mich in das Thema HPU schon ein wenig einlesen, zum Beispiel mit Sonjas erstem Buch. Als dann das positive HPU-Ergebnis kam, war ich erleichtert, mir sind so viele Steine vom Herzen gefallen, weil ich endlich wusste das ich nicht verrückt bin, ich mir das alles nicht nur einbilde, und dass es vor allem behandelbar ist!

Gab es Momente, in denen du alles infrage gestellt hast – und was hat dich wieder zurückgebracht?

Ich war am Anfang so oft kurz davor, aufzugeben. Obwohl ich alles so gemacht habe, wie es im Kurs beschrieben war, hatte ich große Probleme, den Start mit den NEMs zu schaffen. Meine Symptome haben sich durch die Entgiftung, die dadurch angestoßen wurde, erst mal verschlimmert. Im HPU-Kurs wurde niemand allein gelassen. Wir haben oft Kontakt gehabt, immer wieder neu begonnen und mit viel Geduld hat es geklappt!

Welche Verbesserungen spürst du heute deutlich? Was hat sich in deinem Alltag durch die Therapie am stärksten verändert?

Ich bin wieder ich oder sagen wir lieber: ich bin endlich ich!

Ich habe wieder Energie, kaum noch Schmerzen, keine Migräne mehr, ich habe wieder Lust, etwas zu unternehmen, habe eine Arbeit, die besser zu mir passt, mich nebenberuflich selbständig gemacht und ich mache zusätzlich noch eine Ausbildung. Ich möchte anderen helfen, ebenfalls wieder in ihre Kraft zu kommen. Viel zu oft habe ich von Ärzten den Satz gehört: „Damit müssen Sie jetzt leben!“

Meine Ängste sind verschwunden und das habe ich gar nicht so direkt bemerkt. Das kam schleichend, dann habe ich natürlich angefangen, mich wieder mehr zu trauen und mein Leben wieder zu genießen.

Welche Erfahrungen möchtest du anderen HPU-Betroffenen unbedingt mitgeben?

Auch wenn es zwischendurch nicht so gut läuft oder es vielleicht länger dauert als bei den anderen, halte durch! Es lohnt sich!

Juli Stürtz (30), Stuttgart

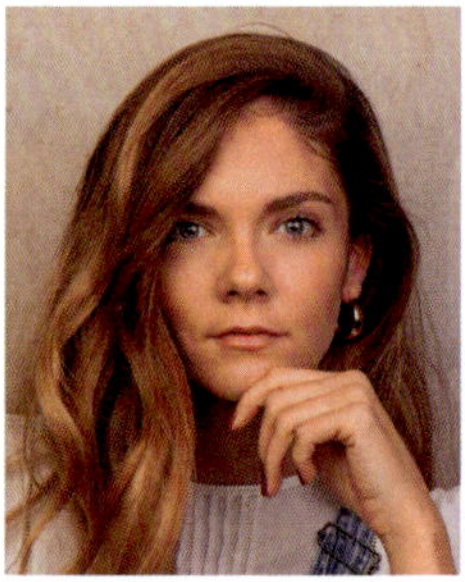
© Chrstian Fojtzik

Wie hast du dich körperlich und mental gefühlt, bevor du mit der HPU-Therapie begonnen hast?

Vor Beginn der HPU-Therapie war mein Alltag stark von körperlicher Erschöpfung geprägt. Ich war nahezu ständig müde, litt regelmäßig unter Kopfschmerzen und massiven Zyklusbeschwerden, die bis zu Erbrechen und Schwindel reichten. Auch mental ging es mir zunehmend schlechter. Ich zog mich immer mehr zurück, sagte Verabredungen ab und hatte kaum noch Zugang zu dem Leben, das mir eigentlich wichtig war. Viele Dinge fühlten sich anstrengend und kaum noch bewältigbar an.

Welche Bereiche deines Lebens waren besonders eingeschränkt?

Die Einschränkungen zeigten sich in fast allen Lebensbereichen. Meine Arbeitsfähigkeit war deutlich reduziert, Freizeitaktivitäten wurden immer seltener und auch der Kontakt zu Familie und Freunden nahm ab. Besonders schmerzhaft war für mich, dass ich mich selbst kaum wiedererkannte – meine eigene Persönlichkeit, meine Lebendigkeit und mein Antrieb gingen im ständigen Funktionieren zunehmend verloren.

Welche Umwege oder Fehldiagnosen gab es auf deinem Weg zur HPU-Diagnose?

Mein Weg zur HPU-Diagnose war ein fast zehnjähriger Leidensweg. In dieser Zeit habe ich nahezu alles durchlaufen, was die Schulmedizin zu bieten hat – Medikamente, Klinikaufenthalte, CT, MRT, verschiedene Zellbehandlungen. Dazu kamen zahlreiche therapeutische Ansätze wie Cranio-Sacral-Therapie, Physiotherapie, Osteopathie, Bewegungstherapie, Neuraltherapie, Besuche bei Heilpraktikern, ein Aufenthalt in einer privaten Migräneklinik und sogar kieferorthopädische Behandlungen. Viel Einsatz, hohe Kosten, viel Hoffnung – aber keine nachhaltige Lösung.

Welche ersten Schritte hast du unternommen, nachdem du von deiner Diagnose erfahren hast?

Nach der Diagnose habe ich angefangen, intensiv selbst zu recherchieren. Und durch großes Glück bin ich dabei auf Sonja gestoßen. Zum ersten Mal hatte ich das Gefühl, wirklich an der richtigen Stelle zu sein.

Welche Veränderungen im Alltag haben dir besonders gutgetan?

Durch Sonjas Programm war und bin ich bestens gewappnet. Es hat mir alles mitgegeben, was ich brauchte, um mir meine Sicherheit im Leben Schritt für Schritt zurückzuholen – etwas, wonach ich lange vergeblich gesucht hatte. Besonders wichtig waren für mich zwei Dinge:

- Die Ernährungsumstellung: Die ersten Wochen waren ehrlich gesagt nicht leicht. Das möchte ich nicht beschönigen. Aber ich wusste: Mit etwas Disziplin ist langfristig auch wieder eine „normale" Ernährung möglich und genau so kam es.
- Routinen: Mein absoluter Gamechanger. Sie haben mir geholfen, wieder in Balance zu kommen. Für mich begann das im Kleinen – morgens nach dem Aufstehen ein Glas Wasser, Meditation, bewusst Zeit für mich einplanen. Auch wenn manches unbequem war, Machen war entscheidend.

Gab es Aha-Momente, die für dich alles verändert haben?

Davon gab es viele, über den gesamten Programmverlauf hinweg. Ich habe mich selbst, meinen Körper und die Erkrankung endlich verstanden. Zum ersten Mal habe ich mich wirklich gesehen und gehört gefühlt. Auch der direkte Support war für mich enorm wertvoll. Durch dich, liebe Sonja, habe ich Mut und Kraft in mir wiedergefunden. Dafür empfinde ich tiefe Dankbarkeit.

Gab es Momente, in denen du alles infrage gestellt hast – und was hat dich zurückgebracht?

Ja, die gab es. Gerade die ersten Wochen waren sehr hart. Viel Veränderung, alte Muster wurden aufgebrochen, und ich konnte kein Licht am Ende des Tunnels sehen. Ich war wütend, frustriert und wollte aufgeben. Aber dann hieß es: durchhalten. Sonjas positiver Impuls, die Vorstellung eines Lebens ohne Einschränkungen und Schmerzen, wurde mein neuer Fokus. Das hat mich weitergehen lassen.

Welche Verbesserungen spürst du heute deutlich? Was hat sich in deinem Alltag am stärksten verändert?

Ich bin wieder ich.

Mein Leben hat sich um 180 Grad gedreht – und ja, man hört das oft, aber ich kann nur sagen, es stimmt. Ich lebe wieder, und zwar mit echtem Glück. Ich gehe meiner Arbeit mit Leidenschaft, Energie und Freude nach. Mein Traum, nebenberuflich als Model zu starten, hat sich erfüllt. Ich bin heute zu etwa 95 Prozent beschwerdefrei. Ich fühle mich stark und ausgeglichen. Pilates, Joggen – all das ist wieder möglich. Das Leben macht wieder Lust und gute Laune. Meine Ernährung habe ich angepasst, kann aber nach einem Jahr fast alles wieder essen. Auf manches verzichtet man dann sogar sehr gerne.

Welche Erfahrungen möchtest du anderen HPU-Betroffenen unbedingt mitgeben?

Glaubt an euch. Vertraut euch selbst und habt Geduld mit euch und eurem Körper. Es geht nicht von heute auf morgen. Traut euch, diesen Weg zu gehen. Sonja war und ist für mich auf ewig meine Heldin. Dein Programm, dein Mut, der Raum, den du gibst, und deine Aufklärung rund um HPU haben mich zurück in mein Leben gebracht.

Ich danke dir! Von Herzen, deine Juli

Ein persönliches Schlusswort an dich

Wenn du dieses Buch in den Händen hältst, dann hast du wahrscheinlich schon einen langen Weg hinter dir. Vielleicht mit vielen Fragen, Frust und Verzweiflung. Vielleicht aber auch mit der leisen Hoffnung, dass es irgendwo doch einen Weg raus aus den Symptomen geben könnte.

HPU ist aus meiner Sicht oft ein Hinweis darauf, dass dein Körper Unterstützung braucht und dass bestimmte biochemische Prozesse aus dem Gleichgewicht geraten sind. Gleichzeitig dürfen wir ehrlich sein: Wir wissen bis heute wissenschaftlich noch nicht genau, was HPU eigentlich ist. Dafür gibt es schlicht zu wenig Forschung. Trotzdem erleben viele Betroffene täglich, wie stark sich eine passende Unterstützung auf ihr Wohlbefinden auswirken kann.

Heilung verläuft selten geradlinig. Es gibt gute Phasen und Rückschritte. Tage voller Energie und Tage, an denen selbst kleine Dinge schwerfallen. Das bedeutet nicht, dass die Therapie nicht wirkt. Es bedeutet nur, dass dein Körper Zeit braucht.

Du darfst langsam gehen.

Du darfst Pausen machen.

Du darfst deinen eigenen Weg finden.

Und vor allem: Du bist mit all dem nicht allein.

Dieses Buch soll dir dabei helfen, Zusammenhänge besser zu verstehen und mehr Sicherheit im Umgang mit deinem Körper zu entwickeln. Denn dein Körper arbeitet nicht gegen dich. Er versucht jeden Tag aufs Neue, ins Gleichgewicht zu kommen. Mit der LEBEN-Methode kannst du ihm dabei helfen.

Von Herzen
Sonja

Danksagung

Dieses Buch wäre ohne die Menschen an meiner Seite nicht entstanden.

Mein erster Dank gilt meinen Eltern. Auch in meinen schlimmsten HPU-Zeiten wart ihr eine konstante Stütze für mich – immer verlässlich und präsent, auch dann, wenn wir gemeinsam einfach nur noch verzweifelt waren. Eure Unterstützung, euer Vertrauen und eure Geduld haben mich durch Phasen getragen, in denen für mich kein Stein mehr auf dem anderen stand. Dafür bin ich euch von Herzen für immer dankbar.

Danke meinem Mann Ersin. Für deine Geduld, deine Liebe und dafür, dass du geblieben bist – auch in Zeiten, in denen HPU-Symptome, Erschöpfung und Angst viel Raum eingenommen haben. Deine Ruhe und dein Dasein haben mir immer wieder Halt gegeben. Danke, dass du deinen Beruf aufgegeben hast, um mit mir meine Mission in die Welt zu tragen.

Und schließlich danke ich allen HPUlern, die für sich losgehen.

Allen, die angefangen haben, ihrem Körper zuzuhören.

Allen, die sich nicht mehr mit „damit müssen Sie leben“ zufriedengegeben haben.

Allen, die Verantwortung übernommen haben, obwohl sie müde waren, erschöpft, verunsichert oder längst an ihrer Belastungsgrenze.

HPU bedeutet oft, einen Weg zu gehen, den kaum jemand versteht. Entscheidungen zu treffen, die im Außen nicht immer nachvollziehbar sind. Langsamer zu werden in einer Gesellschaft, die Schnelligkeit fordert. Grenzen zu setzen, wo jahrelang nur Anpassung war. Genau darin liegt eure Stärke.

Dieses Buch ist euch gewidmet. Es ist aus euren Fragen entstanden, aus euren Rückmeldungen, aus euren Geschichten.

Anhang

Labore:
IMD Berlin
Biovis
Lab4more

Bezug von Nahrungsergänzungsmitteln, die für HPUler geeignet sind:
https://andyoushop.de

Weitere Informationen zu HPU:
hpuandyou.de
YouTube:
https://www.youtube.com/@hpuandyou

Instagram:
https://www.instagram.com/sonjaschmitzer.hpu/

Wenn du dich mit anderen HPUlern austauschen möchtest, bietet die Facebookgruppe von HPUandYou dazu Gelegenheit: *facebook.com/groups/hpuandyou*

Podcast:

Aktuelle Studie:
B. Lambert, A Semmler, C. Beer, J. Voisey, „Pyrroles as a Potential Biomarker for Oxidative Stress Disorders". *International Journal of Molecular Sciences* 2023/24, 2712. https://doi.org/10.3390/ijms24032712

Informative Websites:
Um anderen Betroffenen zu helfen, hat Sonja Schmitzer im Jahr 2019 das Informationsportal HPUandYou (*hpuandyou.de*) ins Leben gerufen. Wenn jemand unsicher ist, ob eine HPU vorliegen könnte, kann der Fragebogen auf *https://hpuandyou.de/hpu-fragebogen/* helfen. Alle im Fragebogen aufgeführten Symptome kommen häufig bei HPU vor. Wenn mehr als die Hälfte der Fragen mit „Ja" beantwortet wird, kann es sinnvoll sein, einen Urintest auf HPU durchführen zu lassen.

Empfehlenswerte Therapeuten:
Wenn du mit einem Therapeuten zusammenarbeiten möchtest, findest du hier eine Übersicht (alle Therapeuten wurden von Sonja ausgebildet):
https://hpuandyou.de/therapeutensuche/

Histamin-Intoleranz:
Bei der Schweizerischen Interessengemeinschaft für Histamin-Intoleranz (SIGHI) sind detaillierte Informationen zur Ernährung und medikamentösen Therapie der Histamin-Intoleranz zusammengestellt:
histaminintoleranz.ch

Über die Autorin

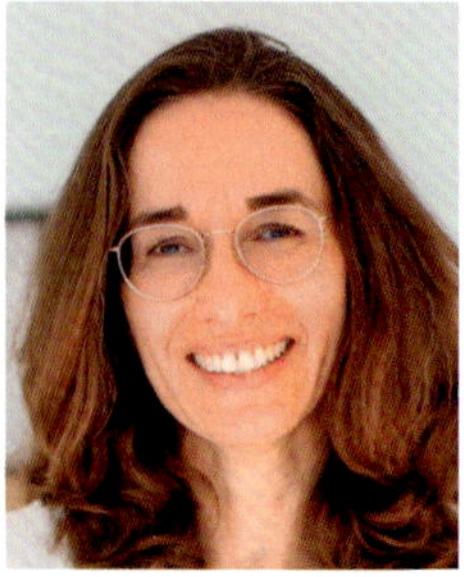

Sonja Schmitzers Weg ist geprägt von wissenschaftlicher Neugier, großer Leidenschaft – und der Erfahrung, wie fragil Gesundheit sein kann, wenn der eigene Stoffwechsel aus dem Gleichgewicht gerät.

Nach einer Ausbildung im Bereich der Lebensmitteldiagnostik studierte sie molekulare Biotechnologie in Berlin, Canberra und Brisbane (Australien) und arbeitete schon während des Studiums in der medizinischen Forschung. Ihr besonderes Interesse galt immer den biochemischen Zusammenhängen hinter Krankheiten, nicht nur den Symptomen. Nach einem längeren Aufenthalt in Australien kehrte sie nach Berlin zurück und begann an der Charité eine Promotion in der Kinderkrebsforschung – ein Herzensprojekt, das sie mit großer Hingabe verfolgte.

Doch ihr Körper setzte ihr Grenzen. Nach rund eineinhalb Jahren musste sie die Promotion aufgrund einer massiven Erschöpfung abbrechen. Diese Zeit war ein tiefer Einschnitt – persönlich wie beruflich. Sie erlebte am eigenen Körper, wie es sich anfühlt, wenn Leistungswille, Intellekt und Durchhaltevermögen nicht mehr ausreichen, weil die biochemische Basis fehlt.

Diese Erfahrung veränderte ihren Blick nachhaltig. Sonja begann, Gesundheit nicht mehr nur aus der Perspektive der Forschung zu betrachten, sondern aus der eines Menschen, der selbst betroffen ist. Sie wollte verstehen, warum Körper so lange kompensieren können – und warum sie irgendwann zusammenbrechen. Und sie wollte Wissen nicht nur generieren, sondern so aufbereiten, dass es Menschen wirklich hilft.

Sie entschied sich zunächst bewusst für einen neuen beruflichen Weg, tauschte die Pipette gegen den Laptop und absolvierte eine Ausbildung an der Freien Journalistenschule in Berlin. Über 14 Jahre lang arbeitete sie an der Schnittstelle von Wissenschaft, Medizin und Kommunikation und unterstützte Unternehmen, Agenturen und Forschungsinstitute aus der

Lifescience-Branche dabei, komplexe biomedizinische Inhalte verständlich und verantwortungsvoll zu vermitteln.

2017 bekam sie selbst nach einer über 30-jährigen Ärzteodyssee die Diagnose HPU, die ihr Leben grundlegend veränderte und ihre Symptome innerhalb von zwei Jahren nahezu verschwinden ließ. 2019 gründete sie das Informationsportal HPUandYou®, aus dem sich nach und nach eine umfassende Plattform für Menschen mit HPU entwickelte.

Heute verbindet Sonja Schmitzer ihre wissenschaftliche Expertise in Biochemie, Humangenetik und Labormedizin mit praktischer Erfahrung aus der Begleitung tausender Betroffener. Ihre Arbeit ist geprägt von dem tiefen Wunsch, Menschen Orientierung zu geben, die sich lange unverstanden gefühlt haben und ihnen zu zeigen, dass ihre Symptome real sind und es Wege zurück in mehr Stabilität und Lebensqualität gibt.

Dieses Buch ist Ausdruck genau dieses Weges: persönlich, wissenschaftlich fundiert und getragen von dem Anliegen, Verständnis, Hoffnung und konkrete Lösungen zu vermitteln.